Stoffwechsel gesund werden

Über die Autorin:

In ihrer Jugend ist sie im Rahmen einer schwierigen Wirbelsäulen Operation durch eine körperlich und seelisch besonders schwere Zeit gegangen. Ihr Körper war schwach, das Immunsystem ruiniert und sie litt an vielen Krankheiten und dem Lipödem.

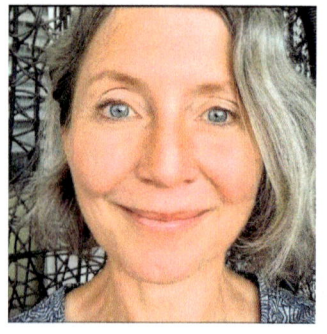

Doch dies war auch der ausschlaggebende Aspekt, dass sie schon im Teenager Alter begann, sich für die Zusammenhänge von Ernährung und Gesundheitszustand zu interessieren. Denn bis dahin wusste sie nicht, wie es sich anfühlt, gesund zu sein.

Die tief in ihre verankerte Sehnsucht nach dem Gefühl von Kraft, Unabhängigkeit, Energie und Freiheit ließ es nicht zu, dass sie sich mit dem „Schicksal" unheilbar krank zu sein, jemals abfinden würde. Nach vier Kindern und zu Beginn der Menopause erfuhr sie einen erneuten schlimmen "Schub" von Lipödem und litt gleichzeitig immer mehr unter Energielosigkeit, Vergesslichkeit und depressiven Verstimmungen. Dann setzte sie alles auf eine Karte und zog auf eine Insel.

In diesen drei Jahren Teneriffa-Inselleben, in denen sie sich mehrheitlich um sich selbst kümmern konnte, heilte sie sich von Stoffwechselstörungen und allen Auswirkungen des Lipödems und kam in eine völlig neue Kraft und Energie. Sie lernte, wie man einen gesunden Lifestyle entwickelt, der sich stetig regeneriert und wie sie es schaffte, kontinuierlich ihren gesundheitlichen Status zu verbessern, die Folgen von Lipödem, Insulinresistenz und HPU zu mindern.

Heute lebt sie in Österreich auf einer Farm, aktiv in Selbstversorgung und hilft Menschen in Onlinekursen dabei, die Priorität der eigenen Gesundheit voranzustellen, dabei selbst einen Weg aus vorhandenen Stoffwechselproblemen heraus zu finden und ganzheitlich in die eigene Kraft zu kommen. Ihr Wissen und ihre Erfahrungen gibt sie mit viel Herzblut in Online-Kursen und in Videos auf ihrem YouTube Kanal weiter.

Sylvia Schnapperelle

STOFFWECHSEL GESUND WERDEN AUS EIGENER KRAFT

WEGE FÜR EINEN SELBSTSTÄNDIGEN AUSSTIEG AUS LIPÖDEM UND ANDEREN STOFFWECHSELKRANKHEITEN

FÜR EIN ENERGETISCHES, AKTIVES UND SINNERFÜLLTES LEBEN

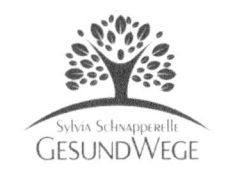

Sylvia Schnapperelle
GESUNDWEGE

gesundwege.com

Danksagung

Danke an meinen wundervollen Ehemann, meinen besten Freund Hermann. Du hast mir geholfen, meiner Leidenschaft zu folgen, meine Träume zu verwirklichen und ein wahrhaft erfülltes Leben zu schaffen. Du bist mein Held. Danke an meine Familie und Freunde - ihr alle habt eine wichtige Rolle bei all meinen Lebenserfahrungen gespielt und mich stets gestützt und bestärkt. Ich bin von Herzen dankbar für meine Klient*Innen. Danke für euer Vertrauen und dass ihr mir erlaubt, euch dienlich zu sein.

Die Informationen und Empfehlungen in diesem Buch sind nach bestem Wissen und Gewissen sowie auf Grundlage sorgfältiger Recherchen entstanden. Dennoch übernehmen die Autorin und der Verlag keinerlei Haftung für Schäden irgendeiner Art, die sich direkt oder indirekt aus dem Gebrauch der hier beschriebenen Anwendungen ergeben. Der Inhalt dieses Buches, der zugehörigen Webseiten, Videos, Apps und Referenzen dienen ausschließlich Bildungszwecken und ersetzen keinesfalls eine professionelle Untersuchung, Diagnose und Behandlung und jede Art der Selbstanwendung sollte daher immer vorab mit einem Arzt oder Heilpraktiker abgestimmt werden.

Für Inhalte von in diesem Buch enthaltenen Links auf Webseiten Dritter übernehmen wir keine Haftung, da wir uns diese nicht zu eigen machen, sondern lediglich auf deren Stand zum Zeitpunkt der Erstveröffentlichung verweisen.

© 2023

Verlagslabel: gesundwege

ISBN: 9798392106981

Imprint: Independently published

Druck und Distribution im Auftrag der Autorin

Das Werk, einschließlich seiner Teile, ist urheberrechtlich geschützt. Für die Inhalte ist die Autorin verantwortlich. Jede Verwertung ist ohne ihre Zustimmung unzulässig.

Inhalt

Vorwort 7
Kapitel 1 Will die Natur uns fett haben? 10
Kapitel 2 Stille Entzündungen - konstante Energie- & Nährstoffräuber 18
Kapitel 3 Was ist Östrogendominanz? 25
Kapitel 4 Unsere Ernährung hat großen Einfluss auf den Stoffwechsel 38
Kapitel 5 Das Wirken der Hormone von Hunger- und Sättigung 53
Kapitel 6 Muskelaufbau ist gesunder Stoffwechsel-Lifestyle 59
Kapitel 7 Fasten für Erneuerung, Entgiftung und Verjüngung 75
Kapitel 8 Thermogenese für einen gesunden Stoffwechsel 100
Kapitel 9 Mitochondrien stärken und Jugendlichkeit mit Infrarotlicht 110
Kapitel 10 Aktiv leben, Lipödem und Wassereinlagerungen reduzieren . 115
Kapitel 11 HPU und Lipödem erscheinen oft im Duett 124
Kapitel 12 Die Leber schützen muss Priorität bekommen 132
Kapitel 13 Nieren und Stoffwechselgesundheit gehören zusammen 140
Kapitel 14 Mein Kompass für nachhaltige Stoffwechsel-Gesundheit 145
Kapitel 15 Der Zucker und seine Wirkung auf den Stoffwechsel 151
Kapitel 16 Die Aktivierung des Vagus Nervs 164
Kapitel 17 Optimierung der Stoffwechselgesundheit mit CGM 168
Kapitel 18 Der rote Faden der Stoffwechsel-Selbstheilung 172
Kapitel 19 Das Gesundwege - Training 186
Kapitel 20 Mein Weg - durch Selbstfürsorge höhere Selbstachtung, Kongruenz und wachsendes Lebensglück erfahren 197
Quellenverzeichnis 212

Vorwort

Ich lebe seit fünf Jahren eine „Lebensweise der wachsenden Stoffwechselgesundheit".

Warum ich diesen Weg gewählt habe? Weil ich unter Lipödem und HPU gelitten habe. Im Allgemeinen bekommt man dann bei solchen Stoffwechselkrankheiten zu hören, „da könne man nichts machen" und man solle es doch mit Stützstrümpfen, Lymphdrainage oder Liposuktion versuchen. Für mich sind solche Aussagen stets ein Grund, sich mehr anzustrengen, sich besser zu informieren und die eigene Gesundheitsperformance fortlaufend zu verbessern. Damit der Körper einfach keine andere Wahl hat, als sich selbst zu heilen.

Davon bin ich fest überzeugt und diese Gewissheit lässt mich immer weiter machen. Ich bin der Ansicht, dass nichts unmöglich ist. Wir sind zu Erstaunlichem in der Lage, weit über unseren Verstand hinaus. Wieso ich dieser Auffassung bin? Ich habe einmal an einem Feuerlauf teilgenommen. Weißt du, wie er praktiziert wird? Es ist ein Ritual, bei dem man sich in eine solch hohe Schwingung versetzt, dass der eigene Körper Kräfte mobilisiert, von denen ich nichts ahnte. In einem derartigen mentalen Hochgefühl wird es möglich, dass man mit nackten Füßen über einen fünf Meter langen Weg voll glühender Holzkohle läuft, nicht rennt, und sich dabei nicht verbrennt!! Ich habe diesen Lauf einige Male wiederholt und es war eines der denkwürdigsten Erlebnisse meines Lebens - es einfach geschehen lassen – das Wunder.

Während ich über diese aufstiebenden Glutstücke lief, konnte ein kleiner Teil in mir noch immer nicht fassen, dass dies tatsächlich geschieht. Doch es fühlte sich nicht heiß an. Wir haben unseren Geist im Vorfeld derart auf das Ereignis vorbereitet, dass dieser Abend für uns alle ein Meilenstein des Lebens wurde.

Seitdem ich weiß, dass ich über glühende Kohlen gehen kann, hat sich mein gesamtes Weltbild geändert. Ich habe mich selbst- wie ein Phönix aus der Asche - erhoben und einen funktionierenden Weg aus dem Lipödem gesucht und war erfolgreich damit.

Ich erkannte: jene Grenzerfahrung half dabei, alte Glaubenssätze und innere Saboteure zu lösen und an mich und die Kraft meiner Körper-Seele Einheit zu glauben.

Seitdem geschehen Ereignisse, die sich den Überzeugungen der Allgemeinheit widersetzen. Heute trainiere ich andere Menschen darin, wie sie lernen, an sich zu glauben und zu arbeiten, mehr auf sich zu achten, sich selbst die beste Freundin/ der beste Freund zu werden und mit diesem Fundament ihr Befinden ganzheitlich zu verbessern. Und es wirkt!

Die Menschen werden mutiger, sie schöpfen Hoffnung, wo zuvor nur Resignation war. Sie lernen, Momentum zu erzeugen, sich täglich um ihre Gesundheit zu bemühen und das mit echter Freude und Zuversicht. Wo vorher Skepsis und Traurigkeit über ihre Situation herrschte, erwuchs in ihnen Tatendrang, der Wille etwas zu ändern und Motivation. Es ist eine große Freude, diese Menschen dabei zu begleiten, wie sie ihre Beschwerden überwinden, zum Beispiel ebenso wie ich ihr Lipödem erfolgreich zurückdrängen und mit den veränderten täglichen Alltagsroutinen dafür sorgen, dass es so bleibt.

Von einigen dieser Heldinnen werde ich am Ende dieses Buches berichten.

Mein großer Ansporn, dieses Buch zu schreiben war, um dir und vielen anderen zu zeigen, wie ich aus einer anfänglichen Ernährungsumstellung einen selbstheilenden, erfüllenden und ganzheitlich gesunden Lifestyle kreierte. Und das nicht nur um meinen Stoffwechsel immer weiter zu verbessern, sondern auch um den Widrigkeiten des Alterns zu trotzen und dabei ein aktives, genussvolles und erfülltes Leben zu leben.

Und dies wünsche ich mir ebenso für dich. Lass dich nicht von anderen bremsen, deine gesundheitliche Eigenverantwortung zu praktizieren. Lass dich nicht dazu verleiten, zu resignieren und in Trauer und Mutlosigkeit zu versinken. Hole dir Menschen in dein Umfeld, die pro aktiv ihr Leben, ihre Gesundheit in die eigenen Hände nehmen. Personen, die dich bei deinen gesundheitlichen Zielen weiterbringen und bei denen du immer wieder ermutigt statt gebremst wirst. Lerne an dich und deine eigene Kraft zu glauben. Das kann schon mal ein Wunder bewirken.

Wir sind nur so machtvoll, oder schwach, wie wir es zulassen. Denn das, was wir uns vorstellen, erzeugt mit der Zeit Realität. Stelle dir vor, was du bewältigen, was du dir erfüllen würdest, wenn du das Stoffwechselproblem nicht (mehr) hättest. Was ist dein größter Traum?

Ein solches Bild von einer unbeschwerten und glücklichen Zukunft lässt uns buchstäblich Berge versetzen. Es reicht oft nicht aus, sich nur etwas wie beispielsweise das Lipödem wegzuwünschen. Das Lipödem und alles, was gesundheitlich damit zusammenhängt, ist nur ein Symptom für etwas, was dahinter liegt. Frauen mit diesem Problem sind oftmals „Speicherer" und haben die Tendenz, sich meist "hintenan zu stellen". Kommt dir das vielleicht bekannt vor?

Hier braucht es einen größeren "mentalen Umschalter", um ins Tun zu kommen und sich selbst die reale Chance zu geben, die Gesundheit auf ein deutlich besseres Niveau zu heben. Es ist dafür keine Hast nötig. Lieber mit steter Kontinuität und in kleinen, aber sicheren Schritten umsetzen. Alles auf einmal und superschnell versuchen, Veränderungen herbeizuführen, gelingt nicht. Denn dann kann es leicht passieren, dass man bei der ersten Hürde zusammenfällt, wie ein Kartenhaus und maßlos enttäuscht ist.

Mein Buch soll dich inspirieren. Es soll dich unterrichten. Es soll dir Mut schenken, zum Nachdenken anregen und dich dazu bringen, am Ende einen Entschluss zu fassen. Für dich!

Ich wünsche dir viel Freude und neue Erkenntnisse beim Lesen.

Kapitel 1 Will die Natur uns fett haben?

Das klingt provokant, hat aber nach neueren Erkenntnissen des Arztes und Forschers der Medizin Dr. Richard J. Johnson (1) einen wahren Kern. Diesen zu verstehen, wird dir zeigen, warum wir, die Menschen der heutigen Zeit, immer „fetter" und schwerer werden und warum Stoffwechselkrankheiten schon eher zur Normalität zählen und keine Ausnahme mehr sind. Die genetische Anpassung des Frühmenschen an die damaligen klimatischen Verhältnisse und Lebensbedingungen hat hunderttausende von Jahren gedauert und diese genetische Kodierung ist heute noch nahezu unverändert. Allerdings hat sich unsere Lebensweise seither dramatisch geändert und das mag dir vor Augen führen, warum wir heute ein enormes Problem damit haben, die Folgen dieser „neuen" Lebensweise mit unserem Erbgut zu vereinbaren, das wir ja immer noch in uns tragen.

Früher hat dieser Kode den Menschen das Überleben gesichert, heute führt dieses Erbe zu Krankheit, immer mehr Fettleibigkeit und Stoffwechselkrankheiten in der modernen Gesellschaft. Das Verständnis über diesen Kode und dessen Wechselwirkungen gibt uns das Instrument in die Hände, einen Ausweg aus dieser ungesunden Entwicklung zu finden.

Menschen existieren seit einer Million Jahren auf der Erde und sie lebten nomadisch, gemäß ihren damaligen Umweltbedingungen als Wald- und Höhlenmenschen. Sie ernährten sich vom Jagen und Sammeln. Mit den damaligen klimatischen Einschnitten und der Abkühlung der Atmosphäre waren die Frühmenschen gezwungen, sich an diese Veränderungen anzupassen, um zu überleben. Es wurde überlebenswichtig, dass man beispielsweise im Winter lange Zeit ohne Nahrung auskam und in diesen Phasen der Kälte und Nahrungsknappheit von den körpereigenen Reserven lebte. Die Menschen, welche in der Lage waren, in der Saison vor dem Winter größere Fettreserven anzulegen waren jene, die am ehesten überlebten und ihre Gene fortpflanzten.

Sie fielen in der Zeit des winterlichen Fastens dann in eine tiefe Ketose und verbrannten ihre Körperreserven, ohne zu hungern und zu leiden.

Im Frühjahr, wenn es wieder wärmer wurde und die erste frische Nahrung gejagt und gesammelt werden konnte, hatten jene bessere Überlebenschancen, die sich derart genetisch anpassen konnten.

> Es gab einen Stoffwechsel-Switch, den die Frühmenschen entwickelten und der ihnen half, zu überleben. Was war dieser Switch, der genetisch angepassten Frühmenschen besser erlaubte, Fette zu speichern als anderen und sich genetisch an die neuen Umweltbedingungen anzupassen?
> **Insulinresistenz heißt dieser Erbgutumschalter und er war seinerzeit maximal erwünscht!**

Wie hat der Körper des Frühmenschen erkannt, dass „der Winter nahte" und was hat diesen Switch ausgelöst?

Es gibt zwei Stoffwechsel Pfade, um unseren Körper mit Energie zu versorgen, den Kohlenhydrat- und den Fettstoffwechsel. Bei der Aufspaltung von Kohlenhydraten entsteht Glukose und bei Fetten entstehen Ketone und beide dienen als Brennstoff für unsere Körperzellen. Drei Dinge sind hier zum weiteren Verständnis wichtig. Erstens, Glukose braucht einen „Türöffner", um in die Zellen zu gelangen. Dabei handelt es sich um das Hormon Insulin, dass sich mit den Rezeptoren an der Zellmembran verbindet und diese quasi aufsperrt, um die Glukose einzuschleusen. Sobald Zucker (Glukose) im Blut ist, schüttet die Bauchspeicheldrüse Insulin aus, damit der „Türöffner" auch bereit ist. Zweitens, Kohlenhydrat- und Fettstoffwechsel laufen nicht gleichzeitig ab, sondern immer nur einzeln. Und Drittens, der Kohlenhydrat-Stoffwechsel hat immer Vorrang. Sobald Insulin im Blut ist, schaltet der Körper auf den Kohlenhydrat-Stoffwechsel und stoppt die Fettverbrennung. Was bedeutete das für den Frühmenschen?

Insulin stoppt Fettverbrennung

In den Monaten vor der wiederkehrenden Kältezeit eines jeden Jahres bildeten sich viele Beeren und Früchte heraus. Alle einjährigen Pflanzen standen vor dem Winter in vollem Samen und jede war bestrebt, sich fortzupflanzen, bevor der Schnee alles zudeckte. Diese Zeit nutzten die

Tiere und Menschen, um zu essen, was sie bekommen konnten. Sie nahmen so viel Nahrung auf, wie sie fanden. Auch jene süßen Beeren und Früchte, die im Herbst übermäßig im Angebot waren und so wurde deutlich mehr Glukose und Fruktose über die Nahrung aufgenommen als zu jeder anderen Zeit des Jahres Das hatte wiederum einen erhöhten Insulinpegel im Blut zu Folge, um den ganzen Zucker auch wieder abzubauen und in die Zellen zu bekommen. Das hatte aber auch zur Folge, dass vorrangig der Kohlenhydrat-Stoffwechsel aktiv war und Fette folglich nicht verwertet wurden und über die Leber direkt in die Fettspeicher gelangten. Der Frühmensch konnte in dieser Zeit Körperfett zuzulegen. Doch damit nicht genug.

Erhöhter oxidativen Stress sorgt für zusätzliche Fettreserven

Steigende Kälte erzeugte einen gewissen Notzustand im Körper, er zwingt ihn zu mehr Wärmeerzeugung. Fruktose und Stress sorgten dafür, dass mehr Harnsäure ins System kam (Harnsäure ist ein Abbauprodukt unter anderem von Fruchtzucker). Diese erhöhten Harnsäurelevel erzeugten im Stoffwechsel vermehrt oxidativen Stress, der dazu führte, dass die Mitochondrien die Energieproduktion drosselten.

Die Leber konnte daraufhin noch mehr Zucker in Form von Fett speichern und der Frühmensch wurde lustloser und bewegungsärmer. Auf diese Weise wurde der Stoffwechsel gedrosselt und der Körper war in der Lage zusätzlich Fettreserven anzulegen.

Der Frühmensch trollte sich dann bald in die Winterhöhle, um Energie zu sparen und zu fasten.

Im Zusammenhang mit dieser Entwicklung geschah es auch, dass wir Menschen die Fähigkeit verloren, Vitamin C im Körper zu synthetisieren. Mit diesem Antioxidans hätte der Körper eigentlich den oxidativen Stress auf die Mitochondrien reduzieren können, was im Sinne der Fettspeicherung aber nicht zielführend, sondern eher hinderlich gewesen wäre.

Wir haben die Fähigkeit, selbst Vitamin C herstellen verloren, damit wir letztendlich überleben konnten.

Dehydrierung!

Jedes Lebewesen, welches in die Winterruhe geht, hört ja nicht nur auf zu essen, es trinkt zudem nicht mehr oder deutlich weniger. Die zunehmende Dehydrierung ist ein weiterer Faktor, die auch heute noch in uns die Insulinresistenz fördert. Dehydrierung sorgt für eine Drosselung der Körperchemie, weil durch sie die Konzentration der Harnsäure im System steigt, was wiederum zu einer Verringerung der Energieproduktion in den Mitochondrien führt und zu mehr Fettspeicherung.

Damals half das den Frühmenschen, in der Winterruhe die Stoffwechselrate immer weiter herabzusenken, weil dies die Überlebenszeit verlängerte.

Das, was der Körper an Wasser unbedingt brauchte, bekam er durch die Verbrennung von Körperfett. Ja, du hast richtig gelesen, ein Beiprodukt dieses Stoffwechselprozesses ist Stoffwechselwasser. Dieses Prinzip nutzen beispielsweise die Kamele mit ihren Höckern oder die Wale mit ihrer Fettschicht. Wir Menschen können theoretisch ebenfalls über längere Zeit trockenfasten, ohne zu sterben, weil wir die Fähigkeit besitzen, Wasser aus der Fettverbrennung zu erzeugen (siehe auch Kapitel 7 über das Fasten).

Ein weiterer heute lebender Vertreter für die Effektivität dieser Methode ist das Murmeltier. Sobald es im Mai seine Höhle das erste Mal im neuen Jahr verlässt, hat es schon „Hochzeit". Das Jahr für diese possierlichen Tiere dauert nur wenige Monate.

Das Murmeltier frisst den ganzen Sommer lang und baut sich eine dicke Fettschwarte auf, denn spätestens im Oktober ist es schon wieder in seinem Bau verschwunden, dichtet diesen mit einem dicken Pfropfen ab und begibt sich in den Winterschlaf.

Dabei senkt es seinen Stoffwechsel so weit herab, dass es nur alle 2 Minuten einen Atemzug macht. Ohne einen hohen Grad an Insulinresistenz wäre diese Form der Überwinterung nicht möglich. Interessant, oder?

Was hat das alles nun mit Insulin zu tun?

Insulin ist ein anaboles (wachstumsförderndes) Hormon in unserem Körper. Es hat viele verschiedene Aufgaben und Funktionen, die mit Aufbau und Wachstum in Verbindung stehen.

In Anwesenheit von Insulin im Blut kann unser Körper kein Fett verbrennen. Er ist nur in der Lage, es unter diesen Umständen speichern. Deshalb können Murmel und Braunbär so tiefen Winterschlaf halten und deshalb nehmen auch wir zu, wenn in unserer Ernährung das Hauptgewicht auf hochglykämische Kohlenhydrate oder Fruktose gelegt wird.

Was aber bedeutet Insulinresistenz in diesem Zusammenhang und warum war das ein weiterer Faktor in der Überlebensstrategie der Frühmenschen? Wie bereits erwähnt ist Insulin ein Botenstoff (Türöffner), der die Zellen veranlasst, die Tore zu öffnen und Glukose zur Energieerzeugung einzulassen.

Bei der Insulinresistenz weigern sich eine wachsende Anzahl von Körperzellen dieser Botschaft zu folgen. Wenn die Zellen permanent mit Glukose überfüllt sind, können sie keine weiteren Brennstoffe mehr aufnehmen und deaktivieren ihre Insulin-Rezeptoren. Sie stellen sozusagen die Türklingel ab und Insulin kann keinen weiteren Zucker mehr in diese Zellen schleusen.

Ein Ungleichgewicht an Nährstoffen zu Lasten der Kohlenhydrate kann also dazu führen, dass die Zellen ihre Rezeptoren für Insulin deaktivieren, einfach um sich vor Schaden zu schützen. Ein solcher Schaden entsteht durch erhöhten oxidativen Stress, denn die Zuckerverbrennung ist ein Prozess, bei dem die Mitochondrien durch die Oxidation immer etwas Schaden erleiden. Zucker „verbrennt" schnell und heiß wohingegen Ketone eher langsam und gleichmäßig Energie erzeugen. Es ist einer der Gründe, warum man sagt, dass die Umwandlung von Zucker in den Mitochondrien „unsauber" ist und die Verwertung von Ketonen in den Mitochondrien als „saubere Energie" bezeichnet wird.

In meinem Buch „(M)ein gesunder Weg aus dem Lipödem" habe ich das alles näher beschrieben.

Die Resistenz der Körperzellen gegen Insulin sorgt nun dafür, dass die Bauchspeicheldrüse umso mehr davon ins System pumpen muss, denn Zucker gehört schnell aus dem Blut heraus. Er wirkt sich zerstörerisch auf die Gefäßwände aus und fördert Entzündungen.

Wenn die Körperzellen den Zucker aber ablehnen, dann ist die Leber gezwungen, diesen in Fette umzuwandeln und diese in den Fettdepots abzulagern.

Wie du siehst, es ist ein ziemlich ausgeklügeltes System, um sich bestmöglich auf die langen Hungermonate im Winter vorzubereiten und diese im wahrsten Sinne zu *überleben*. Spätsommer und Herbst bescheren ein Übermaß an Mischkost mit Kohlenhydraten in Form von Beeren und Früchten sowie Fetten durch Samen und Nüsse.

Mit der Priorität der Zuckerverbrennung gelangen in dieser Zeit die Fette ohne Umwege in die Speicher. Ein Angebot an Früchten und Beeren „überfüllt" die Zellen mit Glukose, was diese kapitulieren und mit Insulinresistenz reagieren lässt.

Die Leber macht Überstunden und wandelt überschüssigen Zucker ebenfalls in Fette um, was die Depots weiter anschwellen lässt. Harnsäure und Dehydrierung tun ihr übriges. Mit diesen Polstern auf und um die Hüfte ist unser Frühmensch nun bestens gerüstet und kann den dunklen Monaten etwas entspannter entgegensehen.

Aber was ist mit uns heute?

In diesem frühzeitlichen Sinn gibt es bei uns keinen Winter mehr, keine Hungermonate, in denen unser Überleben direkt und unmittelbar von der Größe der Fettreserven abhängt, die wir uns in der Zeit des Überangebotes an Nahrung zugelegt haben. Das Überangebot an Nahrung gibt es allerdings, und zwar 365 Tage im Jahr.

Und es gibt alles zu jeder Zeit. Wir laufen auch nicht mehr den ganzen Tag herum, um unsere Nahrung zu jagen oder zu sammeln.

Alles, was in früheren Tagen zum Überleben notwendig war, wird nun unmittelbare Ursache für Krankheiten. Insulinresistenz (Diabetes), Übergewicht bis hin zu Adipositas (Fettleibigkeit), Stoffwechselsyndrom, Herz- und Kreislauferkrankungen, diese sogenannten Zivilisationskrankheiten sind alarmierend.

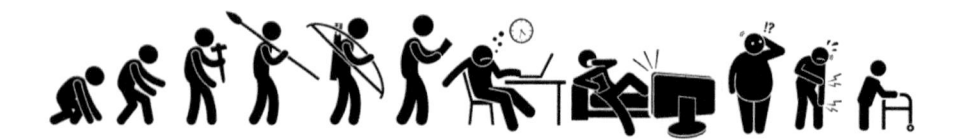

Aber wenn du dir unseren Frühmenschen bildhaft vorstellst und verstehst, warum unser genetischer Kode so und nicht anders angelegt ist, dann verstehst du, warum unser heutiger „zivilisierter" Lebensstil solch einen dramatischen Einfluss auf unser Wohlbefinden, auf unsere Gesundheit haben muss.

Auch, wenn die Person kaum noch Zucker isst, kann die Insulinresistenz die Aufnahme jeglicher Nährstoffe in die Zellen drosseln. Die Energie sinkt, die Kraft sinkt, Trägheit und Müdigkeit breiten sich aus und das Gewicht steigt, solange nicht gefastet wird.

Zucker verdickt das Blut, weshalb Organe und Gewebe immer schlechter durchblutet werden. Zucker glykiert- verbindet sich mit Proteinmolekülen aus dem Blut und bildet sogenannte AGEs.

Wenn du deinen Langzeit Blutzuckerwert ermittelst – den HBa1c Wert, dann entspricht dieser dem Grad der „Glykierung" deines Blutes durch den Zucker.

Insulinresistenz wird auch durch Fruktose gefördert, obwohl diese keinen direkten Einfluss auf das Insulin hat. Die Fruktose wird in Harnsäure umgewandelt, die ihrerseits oxidativen Stress in den Mitochondrien erzeugt und deren Tätigkeit drosselt. Die Zellen brauchen weniger Brennstoffe und schließen die Pforten.

Studien (2) zeigen, wie effektiv diese Trigger auf unseren Stoffwechsel wirken und in welch kurzer Zeit wir damit in die Lage kommen, Körperfett zuzulegen.

In diesem Buch möchte dir zeigen, wie sich der Stoffwechsel unter verschiedenen Bedingungen verhält. Wir brauchen dieses Wissen, damit wir verstehen, was warum passiert und wie wir dagegen steuern können und einen den Ausweg aus hilfloser Gewichtszunahme und Stoffwechselschwäche finden und erfolgreich umsetzen können.

Wir müssen unseren kritischen Geist mit Argumenten füttern, damit er keine Selbstsabotage beginnt und wir allzu schnell aufgeben.

Du wirst Wichtiges über die verschiedenen Reaktionen des Stoffwechsels auf das tägliche Verhalten, unsere Gewohnheiten und Ernährungseigenheiten erfahren.

Dieses Wissen wird den Entschluss, deinen Lifestyle den persönlichen Bedürfnissen gezielter anzupassen, erleichtern und den Willen zur Veränderung stärken.

Stoffwechselgesundheit ist definitiv machbar!

Kapitel 2 Stille Entzündungen - konstante Energie- & Nährstoffräuber

Was ist der Unterschied zwischen akuter und stiller bzw. chronischer Entzündung? Wir alle kennen Entzündungen durch Verletzungen oder wenn wir plötzlich aus Krankheitsgründen ins Bett müssen. Solche Entzündungen sind akut und sinnvoll, weil unser Körper sich ihrer zur Heilung bedient.

Wenn wir unter einer akuten Entzündung leiden, uns der Hals schmerzt oder wir Fieber bekommen, dann kämpft unser Körper gegen Erreger und Invasoren, versorgt die betreffenden Areale mit mehr Blut und Lymphflüssigkeit und erhöht die Temperatur. Wir fühlen uns kraftlos und möchten nur ausruhen, damit unser Körper heilen kann. Nach einigen Tagen oder wenigen Wochen ist alles ausgestanden und oft geht es uns nach einer solchen Krankheit besser als zuvor.

Die stille Entzündung ist anders.

Hier spielen sich die gleichen Dinge ab, doch wandelt sich die akute in eine chronische Entzündung um, weil der Körper es nicht schafft, zu heilen.

Am Ende ist die Entzündung selbst die Krankheit und sie breitet sich immer weiter aus, kreiert weitere Entzündungen und der Körper wird fortlaufend schwächer und erschöpfter. Diese chronische Erschöpfung nennt sich „chronic Fatigue".

„Silent Inflammation" bzw. stille, schleichende Entzündungen sind chronische Multi-Systemerkrankungen, welche man anhand von Labormarkern nachweisen kann. Bei solchen System- oder Stoffwechselerkrankungen spielen sich mehrere Prozesse gleichzeitig ab, die dafür sorgen, dass - je länger diese Entzündungen anhalten- die ganze Krankheit voranschreitet.

Solche Prozesse sind: nitrosativer -und oxidativer Stress,

Mitochondriopathie und ein überaktives Immunsystem.

Wie man eine stille Entzündung erkennt

Die Laborwerte, welche eine stille Entzündung anzeigen sind unter anderem:

- TNF-alpha
- IP 10
- Histamin
- ATP
- MDA LDL und
- Nitrotyrosin

Ganzheitlich arbeitende Ärzte und Spezialisten erkennen mit diesen und weiteren Werten, den Grad bzw. die Schwere der Entzündungen. Entsprechend den Ergebnissen leiten sie Maßnahmen ein, um diese zu reduzieren bzw. zum Abklingen zu bringen. Eine chronische, stille Entzündung ist immer eine Form von Mitochondriopathie!

Vor allem Menschen mit krankhafter Fettleibigkeit oder Lipödem müssen über solche Zusammenhänge Bescheid wissen, damit wir den Unterschied zwischen normalem Fettgewebe und einem Lipödem erkennen.

Was ist Fatigue

Unter Fatigue versteht man eine außerordentliche Erschöpfung, erschöpfte Kraftreserven und ein deutlich erhöhtes Ruhebedürfnis.

Diese Erschöpfung kommt daher, dass unter den Bedingungen einer chronischen Entzündung mehr Energie gebraucht wird. als zur Verfügung steht. Die Schere zwischen Bedarf und Bereitstellung wird immer größer und der chronische Charakter der Entzündungen verstärkt sich.

Zu den Krankheiten mit chronischen Entzündungen zählen:

- Rheuma,
- rheumatische Arthritis,
- Osteoporose,
- Parodontitis,
- MS,
- Diabetes,
- Arteriosklerose,
- Adipositas,
- Krebs
- und das Lipödem!

Wie verbraucht der Körper die Energie und wie kommt es zur Fatigue?

Die psychologischen Belastungen bei einer stillen Entzündung und bei Fatigue sind enorm. Sowohl der Stress, die Schmerzen als auch die Ängste verzehren einen Großteil der Energie. Aber die Entzündung selbst, die Heilungsversuche, die stetige Aktivierung des Immunsystems und der sich einstellende Schlafmangel verstärken den Prozess zusätzlich.

Die Mitochondrien sind unsere Energie-Kraftwerke. Bei einer Mitochondriopathie - einer funktionellen Einschränkung der Mitochondrien- gibt es überall Energieverlust. Dabei bräuchte es doch mehr Energie, sogar mehr als für einen gesunden Menschen. Dieser Mehrbedarf beläuft sich auf bis zu 60 %!

> Bleiben wir in dieser Situation im Mangel, dann schreiten die Prozesse weiter fort, weil beeinträchtigte, eingeschränkte Mitochondrien nur wieder fehlerhafte Mitochondrien bilden oder sich gar nicht mehr regenerieren.

Wenn du unter chronischen Entzündungen und unter Fatigue leidest, dann wende dich an einen Spezialisten, den du beispielsweise in dieser Liste finden kannst:

https://www.mitochondriopathien.de/experten/

Wenn du weitere und tiefer gehende Informationen zu stillen Entzündungen und Fatigue wünschst, empfehle ich dir den YouTube Kanal deutscher Ärzte mit Namen: "Inflammatio".

Der Weg des gesunden Stoffwechsels ist in allen Aspekten entzündungshemmend

> Weil die Ernährung eine große Rolle bei der Entstehung von Entzündungen spielt, bin ich davon überzeugt, dass eine entzündungshemmende, nährstoffintensive Ernährung genau das Richtige ist. Zusammen mit entsprechenden Fastenzeiten bietet sie eine solide Grundlage, um den stillen Entzündungen beizukommen und die Abwärtsspirale dieser Prozesse aufzuhalten und umzukehren.

Ich selbst lebe seit fünf Jahren die meiste Zeit ketogen und habe diese Ernährungs- und Lebensform zu meinem ganzheitlich gesunden Lifestyle erklärt, weil ich mich seither energetischer, beweglicher und kraftvoller fühle wie je zuvor.

Meine Insulinresistenz und das Lipödem – beides Formen von Mitochondriopathie - habe aufhalten können und weitgehend abgebaut. Seitdem ich auf HPU positiv getestet wurde, ebenfalls eine chronische Stoffwechsel- Krankheit, die mit Mitochondriopathie einhergeht, steuere ich gezielt entgegen, um meinem Körper die besten Voraussetzungen zu geben, sich dagegen zu wehren.

Er soll mit dem Entgiftungsstau und den daraus resultierenden Nährstoffmängeln besser umgehen lernen.

Warum die gesunde Form der Keto nur der Anfang eines längeren Weges bedeutet

Mit dem Weg zur Bekämpfung von Stoffwechselkrankheiten wie Insulinresistenz, Fettleibigkeit oder dem Lipödem ist es etwa so, wie erneut die Schule zu besuchen. Wir müssen unseren Stoffwechsel verstehen, zumindest die wichtigsten Funktionen und Wechselwirkungen.

Dabei gilt es aus meiner Sicht auch eine gewisse logische Reihenfolge einzuhalten, wann welche Schritte umgesetzt werden sollten, damit eins ins andere greifen kann und alles aufeinander aufbaut. Die verschiedenen Krankheiten sind auch über Jahre und durch eine Aneinanderreihung von ungünstigen Lebensgewohnheiten entstanden.

Wie bei so vielen Vorhaben, welche mit der Gesundheit zu tun haben, spielt die passende Ernährungsform eine entscheidende Rolle. Wenn wir an einer Stoffwechselkrankheit mit Fettleibigkeit leiden und dies ändern wollen, dann müssen wir lernen, immer öfter zweckentsprechend als nur Lust gesteuert zu essen.

> Die gesunde Form der ketogenen Ernährung – meiner „Gesundwege Keto" – ist nach meiner Erfahrung eine solche Ernährungsform. Zweckentsprechend bedeutet hier keineswegs, dass man sich zu etwas zwingen oder sich überwinden müsste. Ganz im Gegenteil! Es schmeckt und macht Lust auf mehr und es dient unserem Zweck einer besseren Gesundheits-Performance.

Wir folgen in diesem Rahmen nicht mehr leichtfertig den momentanen Impulsen. Wir verzichten aufs snacken und legen vielmehr den Fokus auf Nährstoffdichte- und Intensität zu passenden Zeiten, so dass unser Stoffwechsel den größten Nutzen daraus zieht.

Wir brauchen einen soliden und leistungsstarken Metabolismus, damit er die körperfremden Stoffe aus der Nahrung in körpereigene Stoffe umwandelt und wir uns von bestehenden Stoffwechseldefiziten und Nährstoffmängeln befreien können.

> Die Basis nahezu aller Krankheiten und Syndrome führt auf verschiedene Formen von Nährstoffdefiziten und Stoffwechselfehlern zurück. Der solide Stoffwechsel sichert uns neben der besseren Resorptionsfähigkeit der Nährstoffe aus der Nahrung die Bereitstellung von Energie, und zwar dann, wenn wir sie brauchen.

Welche Frau mit Lipödem oder Stoffwechselsyndrom leidet nicht unter Energiemangel? Die Leistungsfähigkeit der Mitochondrien- der kleinen Energiekraftwerke unserer Körperzellen- hängt ebenfalls direkt mit dem Vermögen des Stoffwechsels zusammen. In unserem Körper ist alles mit allem verbunden und steht auf vielerlei Art miteinander in Beziehung. Mit dem Start in die ketogene Ernährung setzen wir für unseren Körper ein erstes großes Signal, dass sich etwas Entscheidendes ändert.

> Es wechselt der Hauptbrennstoff von Kohlenhydraten auf gesunde Fette in Form von Ketonen.

Ketone werden in der Leber aus Fettsäuren gebildet, was sich so auswirkt, dass diese umgewandelten Fette die Bluthirnschranke überwinden und zum „Brennstoff" für die Gehirnzellen werden. Doch fast alle anderen Körperzellen stellen sich ebenfalls schrittweise auf diesen neuen Brennstoff ein. Mit dem Wechsel, der in meinem Fall mit reichlich Blattgrün und mehr gesunden Quellen von tierischen Proteinen begleitet ist, ändert sich im Körper der Weg, wie ATP – unsere Energieeinheit- erzeugt wird.

Da meiner Erfahrung nach viele Frauen mit Energiemangel und Lipödem unter einem gewissen Grad von Insulin Resistenz leiden, erreichen wir mit dem Wechsel einen ersten großen Fortschritt: man spürt mehr Energie und Hormone werden wieder leichter gebildet. Da in unserem Körper alles durch Hormone gesteuert wird, erfahren wir mit der Ernährungsänderung recht schnell eine längst vergessen geglaubte Form von Sättigung. Die Befriedigung nach dem Essen ist derart, dass es uns leichtfällt, die Zeitfenster zwischen den Mahlzeiten schrittweise zu vergrößern. So hebt sich der Drang zum snacken nach einiger Zeit mehr und mehr auf.

Der Grund ist, dass die Fette in Ketonkörper umgewandelt werden und diese ohne die Mitwirkung von Insulin in die Zellen gelangen, zu den Mitochondrien.

Der Energiemangel und die kontinuierliche Gewichtszunahme kommen daher, dass wir wegen einem Übermaß an Kohlenhydraten in der Ernährung dafür sorgten, dass eine wachsende Anzahl unserer Zellen diese Sorte „Brennstoff" – die Glukose- nicht mehr akzeptierten und sich weigerten, weiteren Zucker aufzunehmen. In dem Moment bleibt er im Blut und die Mitochondrien bekommen keinen Brennstoff, um Energie zu erzeugen. Deshalb fühlt man sich mit Insulinresistenz so schlapp und immerzu müde.

Da der Zucker aus dem Blut in jedem Falle entfernt gehört, sendet die Bauchspeicheldrüse weiteres Insulin ins Blut, denn Insulin hat die Aufgabe, den Zucker in das Zell Innere zu schleusen. Am Ende nimmt die Leber den Zucker auf und wandelt ihn in Fett um, welches dann- in und um die Leber herum beginnend- in der gesamten Bauchregion abgelagert wird. Wer eine nicht-alkoholische Fettleber besitzt, hat ein Problem mit der Insulinresistenz. Wir erinnern uns an den Frühmenschen, dem dies mit Blick auf die lange Fastenzeit im Winter sehr gelegen kam, er brauchte diese Polster dringend zu Überleben.

> Wir kennen nun unseren genetischen Kode und müssen angesichts unserer drastisch veränderten Lebensweise auch unser Essverhalten entsprechend anpassen.

Ich hatte als relativ schlanke Person mit Taille dennoch eine Fettleber, weil ich unter Energiemangel und Insulinresistenz litt und einen dauerhaft erhöhten Blutzucker hatte. Das habe ich in meinem ersten Buch beschrieben. Die gesunde Form der Keto kann ein effektiver Ausweg aus Stoffwechselkrankheiten sein, die aus nicht beachteter Kohlenhydrate Unverträglichkeit entstanden sind.

Aber es ist wie das kleine Einmaleins der Mathematik, das verstanden und beherrscht werden sollte, will man nachhaltig Erfolg haben.

Kapitel 3 Was ist Östrogendominanz?

Das beschreibt einen Zustand im Körper, bei dem der Überschuss an Östrogen auf die Zellfunktion stärker wirkt als normalerweise. Dabei entsteht Östrogendominanz ebenso bei niedrigem Progesteron Wert.

Sowohl die Östrogen- als auch die Progesteron Produktion der Ovarien versiegt, wenn wir die Menopause durchschritten haben. Progesteron wird von unserem Körper kaum „ersetzt", wodurch sich eine natürliche Östrogen-Dominanz einstellt.

Ich persönlich habe diese Wandlung selbst deutlich bemerkt: ich litt unter steter Gewichtszunahme, bekam plötzlich PMS, war launisch oder weinerlich- besonders in den Tagen vor den Tagen, hatte arge Durchschlafschwierigkeiten und immer wieder Schwellungen an den Unterschenkeln und Knöcheln. Niemals im Leben hatte ich Migräne- doch in dieser Zeit litt ich unter einigen Schüben und konnte kaum fassen, wie unerträglich grausam dieser Schmerz ist! Und ich hatte Hitzewallungen.

Was hat diese Situation gerettet? Zum einen, dass ich in die gesunde Form der Keto eingestiegen bin und dies zu meiner hauptsächlichen Ernährungsweise machte und dass ich damit begann, Progesteron Creme zu verwenden.

Progesteron ist der hormonelle Gegenspieler zum Östrogen und kommt im Körper dann zum Einsatz, wenn keine Empfängnis stattgefunden hat und der Körper all die vorbereiteten Gewebe wieder abbauen muss. Was hier unbedingt erwähnt werden sollte: Progesteron kann nur wirken, wenn wir nicht chronisch gestresst sind.

Andersherum gesagt: ein Progesteron Mangel vor der Menopause kann durch chronischen Stress im Körper bewirkt werden, weil dann Progesteron von den Nebennieren zur Herstellung von (Anti-) Stresshormonen verwendet wird. Nach nur wenigen Tagen besserten sich in kleinen Schritten meine Symptome. Die ganzen drei Jahre des hormonellen Übergangs durch die Menopause habe ich diese Creme genommen- in immer minimal verringerten Dosen.

Nicht allein Progesteron Mangel sorgt für eine Östrogendominanz

Viele Schadstoffe aus der Umwelt wirken wie Östrogene. Sie schädigen unsere Drüsen und man nennt sie Xenoöstrogene oder endokrine Disruptoren. In unserer heutigen modernen Welt kommen wir nicht an ihnen vorbei, doch es wäre fatal, sie zu ignorieren und nicht wenigstens zu versuchen, sie zu reduzieren.

Zu ihnen zählen Stoffe wie: Fungizide, Pestizide, Herbizide, Schwermetalle, Haushaltsplastik- und Chemie, BPA haltige Trinkwasserflaschen und andere Plastik mit Weichmachern (manche Autoteile, Spielsachen, Kleidung, Raumtextilien uvm.), Phthalate und PCAs. Genmanipulierte Nahrungsmittel, Kraftstoff- und Farbausdünstungen usw. Die Liste wird jedes Jahr länger.

Gen veränderte Pflanzen, welche darauf gezüchtet sind, durch Glyphosat nicht zu sterben, enthalten viele Xenoöstrogene, weil sie bei ihrem Anbau mehrmals mit den Herbiziden und Pestiziden gespritzt werden, so dass sie als Einzige überlegen und alles andere abstirbt.

Jede Frau, welche die Pille einnimmt, fügt sich selbst und der Umwelt immer mehr Östrogene hinzu.

Bisphenole A stimulieren Teile des Gehirns, dass mehr Östrogen Rezeptoren in den Körperzellen erzeugt werden, was dazu führt, dass mehr Bereiche des Körpers für Östrogene empfänglich werden und sie ggf. mit Wachstum reagieren können.

Bisphenole gelangen über Wärmeeinwirkung leicht in unsere Speisen, wenn wir Heißes aus Plastikgeschirr konsumieren.

In all diesen Stoffen können sogenannte Xenoöstrogene stecken, welche unseren Körper mit den Folgen eines Östrogen Überschusses kämpfen lassen.

Östrogene verändern unseren genetischen Code.

Die Überschreibung des genetischen Codes in manchen Regionen des Körpers bringt die Information" wachsen und ausdehnen". So entsteht die Feminisierung des weiblichen Körpers ebenso die des Mannes. Neben den Körperformen durch Brust- und Hüftwachstum, beeinflussen Östrogene unsere Knochenstruktur und unseren Gemütszustand. Die bekanntesten Symptome einer Östrogen Dominanz zeigen sich in:

- Krampfartige, schwere Menstruation,
- Zysten in der Brust
- Bei Männern „Menboobs"
- Fibrosen (Endometriose)
- PCOS
- Wassereinlagerungen
- Schilddrüsenunterfunktion
- Vermehrter Fettansatz an Hüften und Schenkeln
- Kopfschmerzen und Migräne
- Kann Krebs begünstigen
- Tendenz zu Gallensteinen

Die Förderung des Lipödem Wachstums könnte mit der Östrogen Dominanz in Verbindung stehen. Dies ist meine Theorie, denn wichtige Symptome von Östrogen Dominanz und Lipödem sind gleich:

- Übermäßiges Wachstum von Fettzellen an Schenkeln und Gesäß
- Die Bildung fibrinösen, narbigen Gewebes
- Wassereinlagerungen und Entzündungen
- Schilddrüsenunterfunktion

Ebenso kann eine Leber- oder Galle Funktionsstörung zu einer Östrogen Dominanz führen.

Die Leber hat die Aufgabe, überschüssiges Östrogen im Körper abzubauen. Ist sie vergrößert und selbst mit Fett angereichert (zum Beispiel durch eine nicht alkoholische Fettleber), kann sie dieser Aufgabe nicht bedarfsgerecht nachkommen. Zu geringer Gallensaft verschlechtert die Entgiftungsleistung der Leber.

Chronischer Stress kann eine Östrogen Dominanz verursachen!

Unter chronischen Stresssituationen leiden vor allem die Nebennieren. Solange ausreichend Kortisol vorhanden ist, ist alles im Lot. Wenn es zu einem chronischen Kortisol Abfall kommt, wenn der Stress nicht nachlässt und wir nicht an den Ursachen arbeiten, erschöpfen die Nebennieren. Eine Fett- und zuckerreiche Ernährung trägt zu chronischem Stress bei.

In diesem Fall verwenden die Nebennieren Progesteron zur Kortisol Herstellung. Damit können wir in einen Progesteron Mangel geraten und eine Östrogendominanz weiter begünstigen.

Milchprodukte tragen zur Östrogendominanz bei

Die Kuhmilch soll das Kalb schnell wachsen lassen, deutlich schneller als ein Menschenkind im ersten Jahr wächst.

Deshalb enthält die Milch der Kühe viele Hormone: hauptsächlich Östrogene (Östradiol und Östron) sowie Wachstumsfaktoren wie den IGF-1.

Solche Schübe an Zusatzhormonen über die Nahrung können bei uns Frauen zu Brustzysten, Ovarien Zysten oder zu einem Lipödem Schub beitragen. Bei Männern kann dies zu einem unerwünschten Prostatawachstum führen.

Weil die A1 Milch außerdem mit einem BCM-7 bioaktivem Opioid ausgestattet ist, welches ebenfalls zu einer erhöhten Entzündungsneigung führen kann, sorgt es darüber hinaus für einen hohen Suchtfaktor. Dies ist, scheints der Hauptgrund, weshalb viele Menschen nicht von Jogurt und Käse ablassen können.

Die Kühe aus der industriellen Landwirtschaft werden- anstelle mit Gras- oft mit östrogenhaltigem Kraftfutter gefüttert: mit Soja und Mais!

Beide Futterpflanzen sind zumeist genmanipuliert und enthalten Phytoöstrogene. Zudem sind beide häufig mehrfach mit östrogenhaltigen Herbiziden und Pestiziden behandelt, um die Ertragshöhe der Monokulturen zu sichern.

Östrogendominanz kann ebenso über Fisch und Eier oder Schweinefleisch gefördert werden.

Sojamehl wird sowohl in Schweine- als auch in Hühnerfarmen und Fischfarmen verfüttert. Sojamehl ist das östrogenhaltigste Pflanzenprotein und es ist die weltgrößte Quelle von konventionellem Tierprotein!

Mit Soja gefütterte Hühner legen östrogenhaltige Eier. Wenn du dich für konventionelle Eier aus dem Supermarkt entscheidest, dann entscheidest du dich oftmals für eine Extraportion Östrogen.

Aromatase und Östrogen

Aromatase ist ein Enzym, mit dessen Hilfe Östrogen gebildet wird und den Körper dazu bringt, mehr Fette zu speichern. Je mehr Fett wir in den Fettzellen speichern, desto mehr Aromatase wird gebildet und dies führt wiederum dazu, dass mehr Östrogen gebildet wird.

Du siehst, wie sich durch Fettgewebe immer mehr Fettgewebe bildet? Ein Kreislauf, den wir durchbrechen müssen, wenn wir mit dem Abbau von Fettleibigkeit und Lipödem erfolgreich werden wollen.

Unser Darm-Mikrobiom selbst kann ebenfalls Östrogene produzieren. Laut Dr. Chuck Ehrlich (3) erzeugt eine Dysbiose (Darmfehlbesiedlung) Östrogen Dominanz.

Östrogene sind an der Veränderung und den Fett Einlagerungen an Hüften und Oberschenkeln und Oberarmen beteiligt. Deshalb frage dich, wenn du ein Körperfett-Problem hast Folgendes:

- Wie oft isst du Fleisch und Wurstwaren aus Tierfarmen und industrieller Landwirtschaft?
- Woher beziehst du deine Milchprodukte und wie oft konsumierst du sie?
- Welche Eier stehen auf deinem Einkaufszettel?
- Wo kaufst du dein Gemüse ein? Welchen Lebensmittel Hersteller willst du lieber mit deinem Geld unterstützen?

Stoffwechselprobleme und Milchprodukte

Milch ist die Nahrung von den Babys der Säugetiere.

Sie hat die Aufgabe, das Baby schnell heranwachsen zu lassen. Dafür ist sie da. Die Milch enthält ein Gemisch aus Zucker, Proteinen, Hormonen und Fetten, die sich in ihrer Zusammensetzung und Menge von Art zu Art etwas unterscheiden.

Damit das Wachstum schnell voranschreitet, wird mit der Milch aufgrund des darin enthaltenen Zuckers Insulin getriggert. Insulin und andere Wachstumshormone (auch jene aus der Milch selbst) sorgen für Gewebewachstum. Das sollte man immer im Hintergrund behalten.

Viele Personen reagieren auf Milchzucker mit einer Unverträglichkeit aber mehr Personen bekommen eine Entzündungsreaktion auf Milchproteine (Kasein).

Milchprodukte werden kontrovers diskutiert und machen wir uns nichts vor, sie sind appetitlich. Doch das ist nicht der einzige Grund, warum sie eine so große Rolle in der heutigen, westlichen Ernährung spielen.

Wieso wir überhaupt die Milch von Tieren als Lebensmittel in Erwägung ziehen, liegt an unserer Vergangenheit. In den Zeiten, als wir Menschen uns immer weiter auf der Erde ausbreiteten und immer mehr unwirtlichen Lebensraum besiedelten, konnten wir dies nur tun, weil wir uns stets entsprechend den Gegebenheiten angepasst haben.

Die Völker des Nordens, des Eises, der Steppen und Tundren lebten hauptsächlich von dem, was die Tiere ihnen gaben: Fleisch und Milch. Diese Milch kam von Tieren, die ganzjährig in ihrer natürlichen Umgebung lebten und sich auf natürliche Art ernährten bzw. ernährt wurden.

Die Menschen lebten im Rhythmus der Jahreszeiten und im Rhythmus von Nahrungsfülle und Nahrungsreduktion/Fasten. So konnten sie gesund leben und über die Jahrtausende überleben und sich weiterentwickeln.

Leider sieht das heute alles anders aus.

Die Milch kommt vielmehr von artfremd gefütterten, überzüchteten Hochleistungs-Milchkühen, welche mit Medikamenten behandelt werden, damit sie bis zu 50 Liter Milch am Tag geben können. Diese Tiere sehen kaum eine grüne Wiese mehr und erfahren keine normale Aufzucht der Jungtiere. Sie sind zu industriellen Milch- Produktions-Wesen degradiert worden, damit zu jeder Zeit eine unüberschaubare Anzahl von verschiedenen Milchprodukten zum Konsum zur Verfügung steht.

Insbesondere wir Frauen mit Lipödem sollten hier genau lesen, was ich über die Milch und ihre Wirkungen auf unseren Stoffwechsel zusammengetragen habe. In diesem Zusammenhang ist natürlich zu erwähnen, dass es auch heute andere Wege gibt, Kühe und Kälber zu halten und Milch auf „natürlichere" Art und Weise zu erzeugen. Daher ist beim Kauf Sorgfalt angezeigt, um hier die bessere Wahl zu treffen.

Ein einzelnes Milchprotein ist modifiziert.

Es gibt verschiedene Kasein Sorten in der Milch. Kasein unterteilt sich in Alpha,-Beta,-Gamma- und Kappa Kasein. Die Kasein Sorten A1 und A2 gehören zu den „Beta-Kaseinen". Aber es gibt einen wichtigen Unterschied. Wo bei A2 die Aminosäure Prolin in der Aminosäurekette sitzt, finden wir bei A1 die Aminosäure Histidin.

So kann während der Verdauung von A1 Milch das bioaktive Opioid BCM 7 – ein Peptid bzw. Proteinfragment- entstehen. Bei der Verdauung von A2 Milch entsteht es nicht. (6,7,8)

Vor allem das A1 Protein in Verbindung mit dem BCM 7 führt im Körper häufiger zu einer Entzündungsreaktion als beim Protein A2. Es liegt daran, dass dieses A1 Protein eben mutierte und somit für uns schwerer verwertbar wird. A1 Milch findet man nur bei den jüngeren, besonders leistungsfähigen Milchkuh- Züchtungen.

Die Entstehung des BMC 7 wird mit verschiedenen Autoimmunkrankheiten, mit Diabetes 1, Autismus und Schizophrenie in Verbindung gebracht. (Dr. Keith Woodford, Liverpool Universität, New Sealand).

Dieses Protein kann eine Entzündung der Blutgefäße bewirken und paart sich mit diversen Epithelzellen auf den Schleimhäuten von Nase und Rachen, was Schleimbildung fördert. Aufgrund dieser Entzündungsreaktionen hat Frankreich beispielsweise beschlossen, nur A2 Milch zu verwenden, um französischen Käse herzustellen.

Bei Unverträglichkeiten und Allergien: Hände weg.

Wenn du weißt, dass du auf Milchprodukte mit Schleimbildung, Verdauungsstörungen und Allergien reagierst, dann ist klar: Hände weg von Milchprodukten. Bist du Laktose intolerant, dann käme für dich nur der Vollfett Hartkäse in Frage oder die reine Ghee Butter- reines Butterfett ohne Zucker.

Reagierst du mit Schleimbildung auf klassische Milchprodukte, probiere es mit reiner Ziegenmilch aus biologischer Weidehaltung.

Von den besten zu den am wenigsten Keto freundlichen Milchprodukten

Eins vornweg. Milchprodukte in der ketogenen Ernährungsweise sind allenfalls ratsam, wenn du nicht abnehmen willst! Doch die meisten Leute, die sich auf den Weg einer Verbesserung der Stoffwechselgesundheit begeben, haben auch dieses Ziel.

Wie bereits erwähnt ist Milch ein „Gewebe- Wachstums Lebensmittel" und wirkt somit anabol. Die Art und Weise der Fermentierung oder Verarbeitung ist entscheidend. Käse lange fermentieren, so dass er hart und streng wird und Butter klären, so dass sie zu reinem Fett (Ghee) wird- dies macht Milchprodukte auch für Leute verwendbar, die Gewicht reduzieren wollen. Doch alle „weichen" Milchprodukte- wie Jogurts, Kefir, Frischkäse, Sauerrahm, Schlagrahm oder Quark usw. haben die Tendenz, die Gewichtsreduktion stagnieren zu lassen bzw. sogar umzukehren.

Hier ist meine Liste von den besten zu den „No- Go" Milchprodukten:

Die Annehmbaren:

Ghee Butter – sie ist reines Fett und enthält keinerlei Protein. Sie enthält Buttersäuren, welche für die Darmgesundheit wertvoll sind und sie hat einen hohen Rauchpunkt, d.h. sie kann bei hohen Temperaturen verwendet werden, ohne zu verderben.

Butter von Weidetieren: Weide Kuh Butter oder Weideschaf Butter ist wertvoll aufgrund vieler mittel- und kurzkettiger Fettsäuren und fettlöslicher Vitamine.

Hartkäse wie Parmesan, Cheddar, Schweizer Bergkäse, franz. Bergkäse- diese Käse sind so weit fermentiert, dass die Proteine sich in der Struktur änderten und nicht mehr so schnell Entzündungen anregen und der Milchzucker im Prozess nahezu vollständig abgebaut wurde. Diese Sorten enthalten gute Fette, Proteine und Mineralstoffe.

Original Schafs-Feta Käse (oder Kuhmilch Feta) enthält reichlich Kasein ist aber schon fermentiert, gesalzen und fettreich.

Schafsjogurt, Sahne- oder Schaf- und Ziegenfrischkäse enthalten einige Carbs aber sie bestehen aus A2Milch.

Milchprodukte „akzeptabel"- aber nicht sinnvoll für die Körperfettreduktion inkl. Lipödem:

Mozzarella: enthält viel Kasein, einiges an Milchfetten und etwas Milchzucker. Mozzarella ist Keto geeignet jedoch A1 Milch und deshalb nicht gut fürs Lipödem.

Schlagsahne Vollfett: sie enthält 35 Prozent gutes Milchfett aber die „restlichen" 65 Prozent sind Milch mit Kasein und Milchzucker. Die Fette reduzieren den Blutzucker Ausschlag und so ist Schlagsahne aus der Perspektive Keto gut. Allerdings nur, wenn sie aus biologischer Weidehaltung stammt und für Leute, die nicht auf Milch mit Entzündungen und Schleim reagieren. Dies gilt für alle folgenden Milchprodukte ebenfalls.

Junge Schneide-Käsesorten aber nur natürlich fermentiert, wie Gouda, Leerdamer, Edamer, Brie usw. – enthalten viel Kasein und hohen Prozentsatz an Milchfetten.

Frischkäse bzw. Cremekäse: enthält diverse Mengen an Kasein (Milchproteinen) und höhere Mengen an Milchfetten. Er ist kaum fermentiert und somit reaktiv für manche Personen. Er könnte das Zünglein an der Waage bedeuten, deshalb Vorsicht damit. Cottage Käse – er ist ab und an akzeptabel, wenn er aus der Weidemilch-Herstellung stammt.

Vollfett Bulgarischer oder griechischer Naturjogurt (Kaseingehalt hoch- akzeptabel wegen Fermentation, probiotischem Effekt und leichtere Resorbierbarkeit von Phosphor und Kalzium wegen ph- Wert Verringerung). Saure Sahne– ist gerade so akzeptabel, enthält ca. 10 % Fett aber auch Milchzucker und Kasein. Vollfett Quark 40 % Fett, enthält Kasein und Milchzucker und ist deshalb nur bedingt geeignet.

Milchprodukte, die aus meiner Sicht vermieden werden sollten:

Normale Kuhmilch-Jogurts, Fruchtjogurts, Trinkjogurts, Molke, Frischmilch, fettreduzierte Milch, H- Milch, Vollmilch, Milch Kefir, Schmelzkäse, Industriekäse, Proteinjogurts wie Skyr, Magerquarks, Quarks unter 40 %Fett, Topfen, Harzer Rolle, laktosefreie Milch (enthält dennoch KH).

Milchprodukte können zur Gewichtszunahme und zur Entzündungsneigung beitragen. Je geringer der Fettgehalt und der Fermentierungsgrad, desto ungeeigneter für die Stoffwechselgesundheit. Ein Weg in die Gesundheit ohne Milchprodukte ist effektiver und deutlich gesünder, wenn es ums Abnehmen und Heilen geht. Allerdings sind Milchprodukte für jene, die sie gut vertragen ein Plus in der Ernährung und kommen diese Produkte aus besten Quellen, dann bereichern sie den Gaumen und durch ihre Nährstoffe unsere ketogenen Möglichkeiten.

Milchprodukte für Frauen mit Lipödem

Für Frauen mit diesem Stoffwechselfehler liegt die Sache etwas anders. Sie können sich keine A1 Milch leisten- selbst jene von Weidekühen nicht. Allein die Ghee Butter ginge, weil in dieser Ressource kein Milchprotein mehr enthalten ist.

Wenn du betroffen sein solltest und die Wahl hast zwischen Kuh- und Ziegen- oder Schafmilch- Produkten, dann wähle lieber Letztere. Es gibt keine A1 Ziegenmilch, nur A2 Milch, was ein wesentlicher Grund für ihre bessere Verträglichkeit zu sein scheint. Ghee ist die sicherste Variante, Milchprodukte zu verwenden. Bei Ghee Butter braucht man sich wegen Verträglichkeit durch Laktose oder Kasein keine Gedanken machen. Sie ist pures Fett. Neben dem entzündungsfördernden A1 Kuhmilchprotein enthält jede Milch von Natur aus Östrogene.

Wir Frauen mit Lipödem sind besonders an jenen Stellen mit mehr Fettgewebe ausgestattet, welche durch Östrogene in unserem Körper für den Fettaufbau bevorzugt werden.

Die Östrogendominanz in Bezug auf das Lipödem

In unserem endokrinen System sind alle Drüsen involviert. Sie senden und empfangen Informationen über einen sogenannten Feedback-Loop-Mechanismus. Dies sind die Hormone, die von den Drüsen gebildet werden. Für den Empfang der entsprechenden Nachrichten /Hormone brauchen die Empfängerzellen eine „Vorrichtung", damit die Informationen überhaupt empfangen werden können.

Diese nennen sich Rezeptoren. Sie sitzen an der Zelloberfläche wie kleine Antennen und an ihnen können die Hormone andocken. Alle Drüsen stehen in enger Beziehung zueinander und es bleibt den jeweils anderen im Verbund nicht unbemerkt, wenn eine von ihnen die Leistung verringert oder gar ausfällt. Jede Unterfunktion bekommt das Präfix: „Hypo" und jede Überfunktion im Körper erhält das Präfix „Hyper". Hypertension ist demnach Hochdruck und Hypothyroidism ist zum Beispiel eine Schilddrüsen-Unterfunktion.

Alle Informationen/Hormone der jeweiligen Drüsen werden durchs Blut transportiert und die Drüsen selbst besitzen ebenso wie alle anderen Körperzellen Rezeptoren verschiedener anderer Drüsen, um „immer genau zu merken, wenn etwas im Körper sich verändert, was ihren Einsatz erfordert". Auf diese Weise ist alles mit allem verbunden und demnach ist der Stoffwechsel unseres Körpers vielfach „redundant".

Was meine ich damit? Wenn zum Beispiel die Ovarien einer Frau langsam ihre Tätigkeit einstellen und sie in die Menopause wechselt, dann versiegen nach und nach die Östrogene und das Progesteron aus den Keimzellen.

Frauen müssen deshalb nicht auf körpereigenes Östrogen verzichten. Unsere Nebennieren übernehmen einen Teil der Östrogenproduktion ebenso kann unser Fettgewebe hier „einspringen". Wir brauchen weiterhin Östrogene, um unsere weiblichen Attribute nach der Menopause nicht gänzlich verlieren: damit das Haar voll und glänzend bleibt, sich die weiblichen Rundungen lange erhalten ebenso wie die weiche, samtige Haut und ein Mund mit vollen Lippen.

Dennoch entstehen im Verlauf der Menopause und danach gewisse hormonelle Ungleichgewichte zwischen den weiblichen Sexualhormonen. Die Nebennieren und etwaiges Fettgewebe sind kaum in der Lage, den ganzen Verlust der Östrogene ersetzen. Von der Natur her ist das auch nicht nötig. Eine Frau nach der Menopause hat die Gebärfähigkeit beendet und kann sich nun anderen Aufgaben widmen.

Viele Frauen mit Lipödem leiden in der Menopause unter erneutem Lipödem Schub und einer steten Gewichtszunahme.

Warum ist das so?

Hier spielen viele Faktoren eine Rolle:

Die meisten Frauen befinden sich dann im Alter um die fünfzig. In diesem Alter schauen sie oft auf eine lange „Karriere" von Diäten und Hungerkuren, von einseitigen Ernährungskuren und Sportexzessen zurück nur um zu merken, dass nichts davon helfen konnte, das Lipödem zu reduzieren.

Während dieser Zeit ernährten sich viele möglicherweise vegetarisch- mit Milchprodukten als Ersatz von Fisch und Fleisch oder sogar vegan mit Soja. Mit all den Aktionen wurden indes die Grundbausteine, aus denen Hormone-, Körper- und Drüsenzellen aufgebaut sind, allzu oft reduziert, und sie sind hormonell regelrecht ausgehungert. Dann fährt auch noch die Schilddrüse herunter aber durch die Milchprodukte oder durch Sojaprodukte werden immer weiter Östrogene aufgenommen. Was kann der Körper in einem solchen Fall tun?

Östrogen ist unser zweit stärkstes Fettspeicher Hormon – also speichert er. Wir dürfen hier nicht vergessen, dass Östrogene immer dann im Körper ausgeschüttet werden, wenn er etwas aufbauen will. Östrogene sind das Kommunikationsmittel zwischen den Eierstöcken, dem Uterus und den Brüsten einer Frau aber es kommuniziert auch mit den Knochen, dem Gehirn, der Leber und dem Fettgewebe.

Das funktioniert so, indem es auf die gesamte Physiologie des Körpers Einfluss nimmt und auf unsere DNS zugreift und Sequenzen darin überschreibt.

Wenn der Körper die Plazenta und die Gebärmutter - Schleimhaut aufbauen will und die Milchbildung vorbereit, wenn er „Energiereserven" für die werdende Mutter anlegen will, indem er ihre Hüften und Schenkel fülliger macht, passiert dies. Damit alles reibungslos geschieht und die werdende Mutter sich nicht zu stark verausgabt, drosselt er gleichzeitig die Schilddrüse, damit sie es sich in dieser Phase gemütlicher macht und weniger Lust auf sportliche Aktivitäten hat.

Wenn wir in der Menopause und darüber hinaus sind, dann verlieren wir unseren natürlichen Achtundzwanzig-Tage-Zyklus, der Auf- und Abbauprozess versiegt. Deshalb brauchen wir dann nicht mehr so viele Östrogene.

Doch Frauen mit Lipödem reagieren besonders stark auf dieses Hormon. Es veranlasst das Lipödem Gewebe, schneller zu wachsen. Aus meiner Sicht sind aus diesem Grunde Milchprodukte für uns immer problematisch, weil sie den Östrogenspiegel durcheinanderbringen und eine stärkere Östrogendominanz erzeugen.

Kapitel 4 Unserer Ernährung hat großen Einfluss auf den Stoffwechsel

Warum wir lernen sollten, zweckentsprechend und nicht Lust gesteuert zu essen

Im besten Falle kann man das eine mit dem anderen wunderbar kombinieren aber dazu müssen wir unseren Gaumen an gesunde und gehaltvolle Lebensmittel gewöhnen.

Saubere, gehaltvolle und lebendige Lebensmittel sind die einzig richtige Wahl, um über die Ernährung ein höheres Level an Gesundheit zu erreichen.

> *Der Hauptgrund*, warum wir die Ketose bevorzugen, ist eine Reduzierung von Entzündungen in unserem Körper.
>
> Der *zweitwichtigste Grund ist*, die nötigen Nährstoffe zu bekommen.
>
> Der *drittwichtigste Grund ist* ein steter Zugang zum eigenen Körperfettgewebe als Brennstoff Ressource.

Die Vorteile sind fort, wenn wir die Auswahl der Lebensmittel nachlässig betreiben und „am falschen Ende sparen". Es können in zwei Mahlzeiten die gleichen Makronährstoffe stecken aber sie unterscheiden sich deutlich voneinander, wenn es um die Mikronährstoffe geht: um den Gehalt an Vitaminen, Mineralstoffen, Spurenelementen und Phytostoffen.

Wir wollen zum Beispiel täglich genügend Vitamin E bekommen. Es unterstützt uns bei der Reduktion von Entzündungen. Wenn wir Frittiertes, Fastfood oder Tiefkühl-Fertigkost essen, dann enthält diese Art Nahrung strukturveränderte Fette aufgrund von Oxidation und diese tragen zur Entzündungsbildung bei. Wieso das so ist? Die meisten Fertigprodukte werden auf Basis von Pflanzenölen hergestellt: Sonnenblumenöl, Rapsöl, Keimöle usw. und diese Öle oxidieren zu schnell bei Luft, -Licht- und Wärmeeinwirkung wegen ihrer mehrfach ungesättigten Struktur. (9)

Oxidierte Fette und Öle wirken wie freie Radikale und rauben verschiedenen Molekülen und Zellen im Körper Elektronen. Daraufhin gelangen diese Zellen in einen oxidativen Stress und wenn dieser ansteigt, entzündet sich das Gewebe. Dabei sterben Zellen vermehrt ab und ihre Mitochondrien ebenso. Geschädigte Organe sind gezwungen, ihre Leistungsfähigkeit zu reduzieren, weil sie nicht mehr sicher genug geschützt sind.

Vitamin E ist- unter anderem- ein wirksamer Schutz vor freien Radikalen, weil es beispielsweise als Elektronenspender agiert.

Die gesunde Form der Keto aus ganzen Lebensmitteln enthält einen größeren Anteil wichtiger Gemüse und Blattgrün. Er schenkt uns die wasserlöslichen Vitamine - allen voran Vitamin C und fast alle B Vitamine, Mineralstoffe wie Kalium, Kalzium und Magnesium und fettlösliche Vitamine wie Vitamin K.

Letzteres sorgt dafür, dass das Kalzium in die Knochen geleitet wird. Die Mineralstoffe Magnesium und Kalium beruhigen den Puls, reduzieren den Blutdruck, stärken die Enzymbildung des gesamten Stoffwechsels und sorgen für die Versorgung der Zellen mit Nährstoffen und Energie.

Wer in seiner Ernährung auf das Gemüse verzichtet oder die wenigen „erlaubten" Kohlenhydrate lieber für einige Süßigkeiten und Früchte aufspart, der wird auf dem Weg, ein höheres Niveau von Gesundheit zu erreichen nicht erfolgreich sein und nur wenig Nachhaltiges bei der Verbesserung von Stoffwechselkrankheiten (wie zum Beispiel beim Lipödem) bewirken.

Die oberirdischen Gemüse und Blattsalate sorgen neben den Nährstoffen auch für eine bessere Ernährung der Darmflora. In unserem gesamten Körper leben rund einhundert Mal mehr Bakterien, Viren und andere Wesen, als wir Körperzellen besitzen. Die meisten von ihnen existieren in friedlicher Symbiose mit uns und unterstützen uns auf dem Weg in eine solide Darmgesundheit. Sie verdauen die Ballaststoffe und erzeugen daraus für uns kurzkettige Fettsäuren-die ideal für die Ketone Bildung sind und sogar die Gehirnleistung verbessern.

> Auf die Darmbakterienvielfalt ist ein wesentlicher Teil unserer Entgiftungsfähigkeit zurückzuführen.

Eier von Hühnern aus der Wiesen-Auslaufhaltung enthalten bis zu 40-mal mehr Omega 3 Fettsäuren im Vergleich zu Eiern von Hühnern aus der normalen Bodenhaltung und konventioneller Fütterung. Omega 3 Fettsäuren sind unverzichtbar für eine gesunde Fettsäure Ratio im Körper und damit für die Bildung von Hormonen, von gesunden Zellmembranen und von leistungsstarken Mitochondrien. Omega 3 Fettsäuremangel hat schwere Folgen für die Leistungsfähigkeit des Stoffwechsels, des Herzens und der Gedächtnisleistung.

Bei der Steigerung von Omega 3 Fettsäuren konnte eine Verbesserung der Darmbakterien Diversität beobachtet werden von 2 auf 8%. Fette wurden besser abgebaut und dabei stieg im gleichen Maße auch die Gemütslage. (10).

> Je höher die Darmbakterien Diversität, desto besser die Serotoninbildung und umso besser die Stimmung.

Wie oft habe ich erlebt, dass Frauen die Keto wieder aufgegeben haben, weil sie sich depressiv fühlten?

Hier zählt nicht allein das Omega 3 aus Chia oder Leinsamen, sondern hier handelt es sich um DHA und EPA, welche nur in tierischen Quellen oder in gewissen Algen vorkommen.

Bei einem dauerhaften Konsum von Fleisch, Wurst, Fisch und Eiern aus Massenfarmen und industrieller Herstellung, erzeugen wir in unserem Körper nicht nur eine enorme Dysbalance zwischen Omega 6 und Omega 3- Fettsäuren, sondern gleichzeitig eine Erhöhung des Östrogens im Körper.

Wenn ein Huhn innerhalb von 6-8 Wochen zu einem 2kg Lebendgewicht herangezogen wird, dann ist das Fett dieses Tieres reines Omega 6 Fettfleisch. Ebenso verhält es sich mit dem Rindfleisch!

Das liegt daran, dass die Tiere bewegungsarm und gestresst meist Getreide-Mastfutter erhalten. Gutes und gesundes Fleisch benötigt artgerechte Bewegung, Sonnenlicht und Gras (11).

Zu viele Milchprodukte, vegane Öle und zu oft Fleischerzeugnisse aus Massentierhaltung in unserer Nahrung erzeugen immer wieder ein neues Ungleichgewicht der Fettsäuren und gleichfalls der Hormone. Bei allen drei Nahrungsmittelgruppen gab es aber in den letzten fünfzig Jahren einen massiven Anstieg des Verbrauchs.

Diese Dysbalancen können für Menschen mit Stoffwechselkrankheiten wie dem Lipödem dazu führen, dass sich immer mehr oder neue Entzündungen bilden (freie Radikale, oxidativer Stress, Nährstoffmangel) und die Gewebe um Beine, Hüfte und Po weiterwachsen. Deshalb frage dich in deiner täglichen oder wöchentlichen Reflexions-Übung:

> Was willst du erreichen? Wie wichtig ist dir dieses Ziel für dein Lebensglück?
>
> Wie fühlt es sich für dich an, wenn du durch die richtige Auswahl von Lebensmitteln Kongruenz mit dir und deinen Werten erzeugst?

Das Fett abzusaugen ist nur eine symptomatische Behandlungsmöglichkeit.

In meinem Buch „(M)ein gesunder Weg aus dem Lipödem" habe ich beschrieben, wie ich mit einer bewussten Ernährung in Kombination aus intermittierendem Fasten und strategisch gesetzten Workouts das Lipödem erfolgreich reduzieren konnte. Diesen Weg wünsche ich allen Frauen, die – wie ich- unter ihrem Lipödem leiden. Nichts tun macht die Sache nur schlimmer. Dies trifft meines Erachtens leider ebenso auf Behandlungen zu, die nur der Symptomlinderung dienen.

Ich habe Frauen in meinen Trainings kennengelernt, die hatten sich schon bis zu vier Mal am Lipödem operieren lassen, mit dem Ergebnis, dass es immer wieder kam- bei einer Frau sogar später in Begleitung mit Multipler Sklerose.

Jedes Mal, wenn das Gewebe abgesaugt wird, entsteht zwar eine begrüßenswerte Erleichterung durch die Verringerung des Umfangs der Beine und Arme, aber diese Veränderung hat einen Preis.

Unsere Gewebe bestehen neben den Fettzellen aus einem feinen und sensiblen Komplex aus Kapillaren, fibrinösen Gewebsstrukturen, feinsten Lymphkapillaren und sensiblen Nervenverästelungen.

Es handelt sich um den Pischinger Raum-dem größten und wichtigsten Teil des gesamten Bindegewebes. Je öfter dieser Raum großflächig verletzt wird, desto schlechter sind die Zukunftsaussichten in Bezug auf gesundes Lymphsystem, Blutkreislaufsystem und Nervensystem.

Stoffwechsel Gesundheit und Pischinger Raum

Der Pischinger Raum wird auch Zellzwischenraum genannt, indem jede unserer Körperzellen einzeln für sich „schwimmt". Keine Zelle berührt direkt die nächste immer liegt eine ultradünne „Schicht" von Bindegewebe mit all den Verästelungen dazwischen.

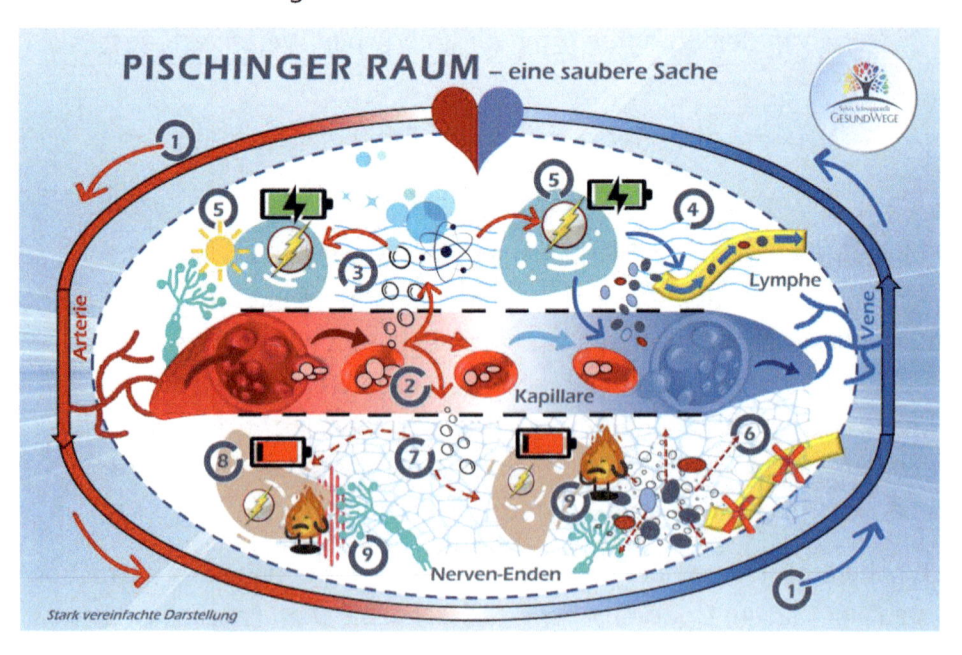

Pischinger Raum – die Matrix (Erläuterungen zur Grafik):

1. Makro-Zirkulationssystem: Arterien und Venen sind die Haupt-Autobahnen. Die Kapillaren sind die kleinsten Verästelungen im Blutkreislauf
2. Arterielle Kapillaren transportieren mit den roten Blutkörperchen als Transportmittel Sauerstoff und Nährstoffe, die durch feine Poren in den Kapillaren in den Pischinger-Raum (Matrix oder auch Bindegewebe) abgegeben werden.
3. In einem sauberen, durchlässigen und elastischen Bindegewebe findet ein effektiver Austausch statt. Sauerstoff und Nährstoffe gelangen problemlos in die Zellen. Das Bindegewebe ist elastisch und stabil.
4. Abfallprodukte aus den Zellen werden in einer sauberen Matrix schnell und effektiv über die venösen Kapillaren und Lymphe abtransportiert (entsorgt). Das Bindegewebe bleibt sauber.
5. Den Zellen geht es gut und sie können Energie für unseren Körper produzieren.
6. Haben wir zu viel Abfallprodukte angesammelt (falsche Ernährung, zu wenig Bewegung) und unser System ist mit der Entsorgung überfordert, dann bilden sich „Abfall Depots" im Bindegewebe. Unsere Matrix verschlackt, sie verhärtet und wird weniger durchlässig.
7. Sauerstoff und Nährstoffe kommen nicht mehr oder nur sehr langsam durch diese Gallerte in unsere Zellen und das Entsorgen von Abfall wird immer schwerer.
8. Ist keine „Entsorgung" in der Matrix mehr möglich, dann bleibt der „Müll" im System und verhindert eine optimale Nährstoff Verwertung und Energieproduktion, wir fühlen uns schlapp und energielos. Das ist ein Teufelskreis.
9. Die Zellen leiden und die zunehmende Verhärtung und Undurchlässigkeit des Bindegewebes ist die Grundlage vieler Probleme, vor allem für Entzündungen. Entzündungen vor allem an den Nervenenden machen das Bindegewebe druck- und schmerzempfindlich (zum Beispiel Zellulitis)

Wir Frauen mit Lipödem haben ein Versorgungsproblem im Pischinger Raum.

Wenn du dir dieses Bild einmal genauer betrachtest, dann verstehst du, warum Stoffwechselkrankheiten wie beispielsweise das Lipödem direkt mit der Funktionalität dieses Pischinger Raumes zusammenhängen.

Du wirst erkennen, wie Entzündungen entstehen und warum das Lipödem oftmals schmerzt. Jede Körperzelle muss ihre Nahrungsbestandteile aus dem Pischinger Raum entnehmen und gibt ihre Stoffwechsel Abprodukte (Ausscheidungen) ebenfalls in den Pischinger Raum zurück.

Die Kapillaren bringen Sauerstoff- und Nährstoff reiches Blut in den Pischinger Raum und die Zellen können sich damit versorgen. Die Venen übernehmen einen Teil der Entsorgung und die Lymphkapillaren einen anderen Teil. Ziel ist, dass Versorgung und Entsorgung reibungslos funktionieren. Der gesamte Austausch wird durch Hormone an entsprechenden Rezeptoren gesteuert. (12)

Wird dieses Gefüge durch Absaugungen immer wieder traumatisiert, entstehen vermehrt Heilungsentzündungen und Vernarbungen. Das ist Teil eines natürlichen Prozesses der Kompensation. Unser Körper möchte verhindern, dass solche Verletzungen wieder geschehen, und damit verstärkt er die fibrinösen Gewebe. Das Narben Gewebe ist allerdings nicht mehr flexibel. „Aus Gummibändern werden verstärkte Schnüre"- wenn man hier diesen Vergleich bemühen möchte. Cellulite kann sich verschlimmern. Dieses knotige Gewebe dann erneut zu mobilisieren, wird schwer. Und nicht nur das.

Die Gewebe der Liposuktion laufen Gefahr, dass Nervenenden nicht mehr funktionieren und Teile davon taub bleiben können. Verletzte Blutgefäße müssen neu gebildet werden und ebenso verletzte Lymphgefäße. Die Lymphbahnen brauchen unseren ganzen Support! Jede Verletzung verschlechtert die Gesamtleistung dieses wichtigen Gefäßsystems und kann Ödem Bildung begünstigen.

Wie Ödeme entstehen – wichtig für alle Menschen mit Stoffwechselkrankheiten

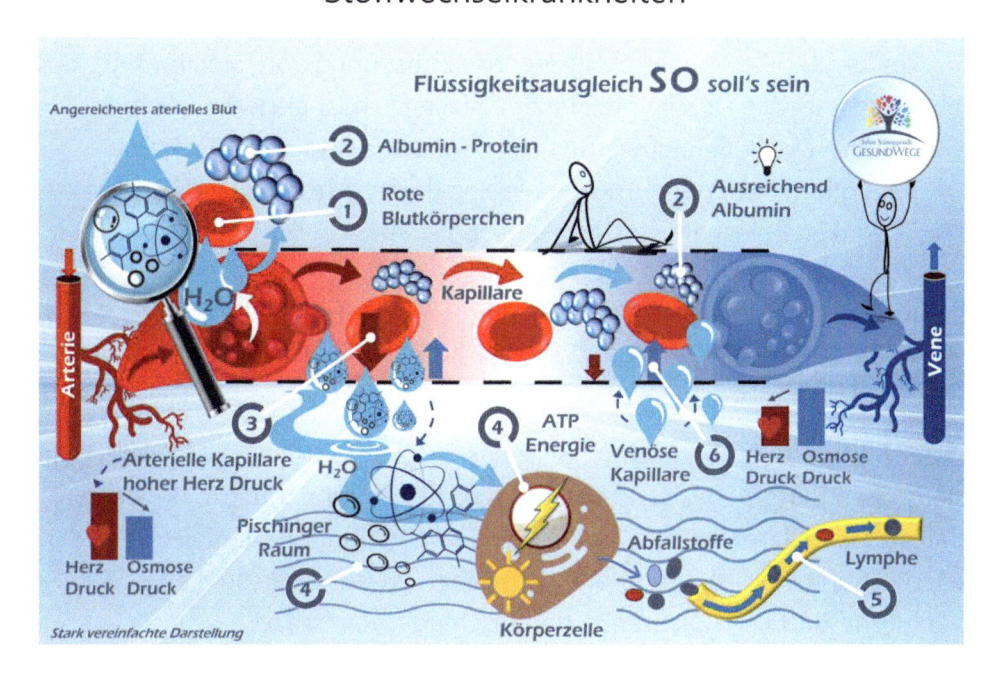

So funktioniert der Flüssigkeitsaustausch (Erläuterungen zur Grafik):

1. Rote Blutkörperchen als Transportmittel für Sauerstoff, Ionen, Nährstoffe (freie Fettsäuren, Glukose) und Hormone
2. Albumin – Protein erzeugt gegenläufig zum hydrostatischen Druck vom Herzen einen Osmose Druck in der Kapillare, ein ‚Sog' in die Blutgefäße, dieser zieht Flüssigkeiten an & hält alles zusammen. Ausreichend Albumin sorgt für gleichbleibenden Osmose Druck (Sog).
3. Arterielle Kapillaren sind sehr eng, dadurch steigt hier der hydrostatische Druck vom Herzen bis dieser stärker wird als der gegenläufige Osmose Druck (vom Albumin), dann werden nährstoffreiche und sauerstoffreiche Flüssigkeiten durch die sehr engen Lücken in der Kapillar-Gefäßwand in den Pischinger Raum gedrückt (Rote Blutkörperchen passen da nicht durch).
4. Pischinger Raum ist der Raum zwischen den Zellen, auch Matrix oder Bindegewebe genannt. In einer sauberen Matrix gelangen Sauerstoff und Nährstoffe effektiv in die Zellen zur Energieerzeugung.

5. Lymphe & die venösen Kapillaren sorgen dafür, dass Abfallprodukte aus den Zellen abtransportiert (entsorgt) werden und nicht im Bindegewebe liegen bleiben und dieses verschmutzen.
6. Venöse Kapillaren, mit zunehmender Entfernung vom Herzen sinkt der hydrostatische Druck vom Herzen. Schließlich ist er geringer als der Osmose Druck & jetzt werden nährstoffarme und sauerstoffarme Flüssigkeiten wieder zurück in die Kapillaren gezogen. Der Flüssigkeitshaushalt ist wieder ausgeglichen.

Ein Ödem ist eine exzessive Ansammlung von Flüssigkeit in Körpergeweben. Ödeme können sowohl innerhalb -als auch außerhalb von Zellen auftreten.

Unser Blutkreislauf ist ein geschlossenes System. Blut fließt vom Herzen in die großen Blutgefäße, dann verzweigen sie sich immer mehr, bis sie in kleinsten Kapillaren enden. In den Kapillaren verbinden sich feinste arterielle und venöse Blutgefäße und geben an dieser Stelle die Nährstoffe und Flüssigkeiten in den Pischinger Raum ab.

Der Blutkreislauf unterliegt einem Blutdruck, der vom Schlag des Herzens abhängt. Das ist der hydrostatische Druck. Der onkotische Druck – auch kolloid-osmotischer Druck genannt- ist eher ein Sog und wird durch große Protein Moleküle im Blut erzeugt. Diese passen nicht durch die Kapillar-Zwischenräume und bleiben im Blutstrom, um kolloidales Wasser halten. Dieses Protein nennt sich Albumin. Mit einer entsprechenden Menge Albumin im Blut bleibt der Flüssiganteil des Blutes erhalten und wandert nicht in die Gewebe ab. (11)

Albumin wird in der Leber erzeugt und hat die Aufgabe, den Flüssigkeitsstatus des Blutes und damit die Menge des Plasmas aufrecht zu erhalten. Nur mit genügend Plasma ist ein ausreichender Nährstofftransport und Ionenaustausch gesichert. Wenn die Leber in ihren Funktionen beeinträchtigt ist- sei es durch Fettleber oder Leberentzündungen- dann kann sie weniger Albumin herstellen. Das hat wiederum zur Folge, dass die Kapillaren eher die Flüssigkeiten-das Blutplasma – in den extrazellulären Raum entlassen, weil es nicht genügend Albumin gibt (Proteinarme Ernährung), was diesen Vorgang verhindert. Dabei sickert Plasmaflüssigkeit aus den Adern ins Gewebe.

Die Folge davon sind temporäre Ödeme. Hier ist das Lymphsystem gefragt, diese Flüssigkeiten wieder aufzunehmen und dem Blutkreislauf wieder zuzuführen.

Doch was ist, wenn die Lymphflüssigkeiten nur wenig oder selten bewegt werden? Bei lymphatischer Beeinträchtigung beginnt der extrazelluläre Raum anzuschwellen.

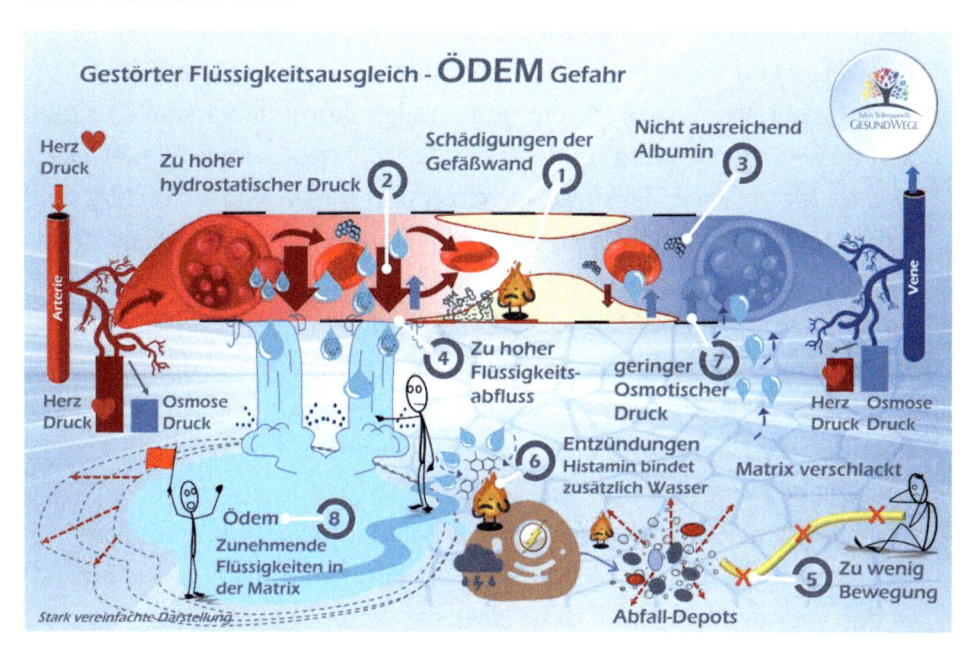

Wichtige Risikofaktoren bei Ödemen (Erläuterungen zur Grafik):

1. Schädigungen der Gefäßwand: z.B. dauerhaft zu hoher Blutzucker kann die Gefäßwand verletzen, Reparaturen führen zu kleinen Vernarbungen, Gefäßwand wird weniger elastisch und es kommt zu Ablagerungen, die ihrerseits Entzündungen hervorrufen. Die Poren vergrößern sich. Gefäßverletzungen können auch durch Operationen entstehen.
2. Zu hoher hydrostatischer Druck: Infolge von Ablagerungen und abnehmender Elastizität kommt es zu weiteren Verengungen und der Druck innerhalb der kapillaren Blutgefäße erhöht sich zusätzlich

3. Nicht ausreichend Albumin: Bei proteinarmer Ernährung kann es zu einem Albumin-Mangel kommen. Das führt zu einem abnehmenden Osmotischen Druck in den kapillaren Blutgefäßen.
4. Zu hoher Flüssigkeitsabfluss: Durch Gefäßverletzungen (die Lücken in den Gefäßwänden sind zu groß, siehe Punkt 1) sowie hohem Druck aus den Gefäßen heraus → zu hoher hydrostatischer Druck (Punkt 2) und/oder zu niedriger Osmose Druck (Punkt 3) wird deutlich mehr Flüssigkeit (Wasser) aus den Kapillaren in den Pischinger Raum (Matrix) gedrückt.
5. Inaktivität: Abfallprodukte aus den Zellen werden über die venösen Kapillaren und vor allem die Lymphe abtransportiert (entsorgt). Lymphe haben keine (Herz)-Pumpe und bei Bewegungsmangel erfolgt keine Entsorgung und es bilden sich „Abfall Depots" im Bindegewebe. Unsere Matrix verschlackt, sie verhärtet und wird weniger durchlässig. Sauerstoff und Nährstoffe kommen nur schwer durch diese Gallerte in unsere Zellen und das Entsorgen von Abfall wird immer schwerer.
6. Entzündungen in der Matrix: Die Zellen leiden und die zunehmende Verhärtung und Undurchlässigkeit des Bindegewebes ist die Grundlage vieler Probleme, vor allem für Entzündungen. Histamin wird gebildet, um die Entzündungen zu bekämpfen und dabei wird zusätzliches Waser gebunden.
7. Kein wirksamer Flüssigkeitsausgleich: Bei Mangel an Albumin nimmt der Osmotische Druck (Sog) in den Kapillaren ab (Punkt 3). Das führt in den venösen Kapillaren dazu, dass der ‚Sog'- Effekt nicht stark genug ist, um die ganzen Flüssigkeiten wieder aus der Matrix zu holen
8. Zunehmende Flüssigkeiten in der Matrix – Ödeme: Dieser Teufelskreislauf führt dazu, dass mehr und mehr Flüssigkeiten im Bindegewebe verbleiben und das Risko, dass sich Ödeme bilden steigt.

Bei vielen Menschen sind zudem die Kapillaren selbst nicht mehr gesund. Eine lange Historie von zu kohlenhydratreicher, hochglykämischer Ernährung greift zuerst die feinen Kapillaren an. Zucker macht zarte Blutgefäße unflexibel.

Es entstehen Entzündungen und im Anschluss Vernarbungen. Gefäßwände werden „durchlässiger", so dass immer größere Partikel aus dem Blut in den Zellzwischenraum abwandern-das Plasma. Das Blut wird dadurch dickflüssiger, es kann den osmotischen Druck nicht halten und verliert an Menge. Unter diesen Umständen sinkt der Blutdruck, weil der onkotische Druck sich von innerhalb der Blutbahnen nach außen verlagert.

Das Plasma sammelt sich vor allem in den Beinen- der Erdanziehung folgend. Je größer die Ödeme werden, desto höher ist hier der Plasmaverlust und umso schwerer wird es für diese Menschen, Wasser und Flüssigkeiten innerhalb des Blutkreislaufes zu belassen. Das hat zur Folge, dass weniger Sauerstoff transportiert wird, um die Körperzellen zu versorgen.

Von der Funktionsfähigkeit des Lymphsystems hängt viel ab, ob ein Lipödem stopp bar ist oder nicht

Das Lymphsystem kann man als eine Art von Erweiterung unseres Blutkreislaufs betrachten, mit dem Unterschied, dass die Lymphflüssigkeit klar ist und das Lymphsystem nur durch tiefe Atmung und Bewegung der Muskeln in den Fluss gebracht werden kann. Anders als unser Blutkreislauf hat es keinen Herzdruck und es ist auch kein geschlossenes System. Die feinsten Lymph-Verästelungen enden innerhalb der Matrix bzw. des Pischinger Raums.

Es ist eine Art Backup – Abfluss-System, um vor zu großen Flüssigkeitsansammlungen zu schützen. Mehr als die Hälfte des gesamten lymphatischen Systems befindet sich im und nahe dem Darm. Der größte Teil der Lymphflüssigkeit kommt vom Darm und von der Leber.

Unser Mikrobiom hat einen großen Einfluss auf die lymphatischen Funktionen, auf Entzündungen, Hormon- und Neurotransmitterstatus, auf Energielevel und die Gründlichkeit, mit der Nährstoffe resorbierbar werden.

Die Darmbakterien spielen in Bezug auf das Lymphsystem eine wichtige Rolle. Sie regulieren die Nährstoff-Resorption, die Hormonbildung, beeinflussen die Immunstärke und die Beschaffenheit der Lymphflüssigkeit.

Das Lymphsystem hat viele verschiedene und wichtige Aufgaben. Es transportiert Nährstoffe wie Fette aber auch Hormone zu den Zellen und gleichfalls Abfall- oder Schadstoffe von den Zellen weg. Es hat eine große Schnittstelle zum Immunsystem und unterstützt über die Lymphknoten die Überwachung unseres Körpers gegenüber Erregern und Pathogenen aller Art. Dabei wird die Lymphflüssigkeit permanent „gescannt" und nach „Invasoren" abgesucht.

Pathogene sind Mikroben, welche Krankheiten verursachen können. Wenn es einen Eintritt von Viren oder schädlichen Bakterien in den Körper gibt, dann startet das Lymphsystem zusammen mit dem Immunsystem eine Verteidigungsstrategie. Es hält die Pathogene in den Lymphknoten fest, damit sie nicht durch den Körper wandern können.

In diesen Knoten befinden sich Lymphozyten, welche die Mikroben abtöten und sie sind ebenso in der Lage, Krebszellen zu finden und zu töten. Das sind die wichtigsten Aufgaben des Lymphsystems!

Das Lymphsystem reguliert die Flüssigkeiten im Körper.

Es steht im direkten Austausch mit der Flüssigkeit im Raum zwischen den Zellen, dem Pischinger Raums. Dieses Plasma besteht aus einer Kombination aus Wasser, liquiden Aminosäuren, Hormonen und Elektrolyten. Letztere sorgen dabei für die Bewegung der Flüssigkeiten. Dies ist wichtig zu wissen, wenn wir die Problematik mit dem Lymphödem besser verstehen wollen.

> Unsere Leber kreiert die Hälfte der gesamten Lymphflüssigkeit. Bei einer nicht Alkoholischen Fettleber (NAFLD), erhöht sich die Lymphflüssigkeitsmenge um das 6-10-fache, was das gesamte Lymphvolumen um das 3 bis 5-fache vergrößert! (12). Die Hauptursache einer nichtalkoholischen Fettleber ist Fruktose!

Das bedeutet, Beine und Bauch können anschwellen, Müdigkeit und Schwäche verhindern, dass Bewegung und Aktivitäten Freude machen. Wir bewegen uns weniger und machen damit alles noch schlimmer.

Flüssigkeiten folgen dem Protein. Wenn ein chronischer Proteinmangel in der Ernährung vorliegt und wir beispielsweise Albumin Mangel haben, dann ist das Blut nicht mehr in der Lage, das Plasma „zu halten". Es diffundiert in den Pischinger Raum und dies führt zu Ödemen. Hier sind die Knöchel, die Unterschenkel und der Bauch häufiger betroffen.

Die feinen Gefäße des Lymphsystems selbst können Fehlfunktionen zeigen- durch Entzündungen oder mechanischem Druck bei ausgeprägtem Übergewicht. Dann ist der „Abtransport der Flüssigkeiten aus den Geweben zurück in die Lymphbahnen und ins Blut gestört.

Dies führt zu echten Lymphödemen.

Was müssen wir tun, um das Lymphsystem zu aktivieren?

Wenn unser Lymphsystem besser arbeitet, dann haben wir mehr Energie, die Entgiftung funktioniert flüssiger, unser Schutz vor chronischen Krankheiten steigt und Entzündungen werden reduziert.

Stress reduzieren

Wenn wir unsere Ernährung auf die gesunde Form der Keto umgestellt haben, dann müssen wir uns sorgfältiger, denn je um das Stressmanagement kümmern!

Chronischer Stress aktiviert Kortisol und chronische Kortisol-Ausschüttungen lassen die Lymphknoten schrumpfen und deaktivieren. Dies ist einer der Gründe, weshalb Stress uns krank macht.

Mehr Bewegung

Weil die Lymphflüssigkeiten nur passiv bewegt werden können, sind tägliche Low Level Workouts notwendig. Das kann ein langer Spaziergang mit Phasen von flottem Gehen sein, Radfahren, Walken, Rudern oder Rebounding.

Ich bin beispielsweise ein großer Freund der regelmäßigen Trockenbürsten-Massage. Wenn es die Möglichkeit gibt, eine Therapie der manuellen Lymphdrainage zu bekommen, ist dies ebenfalls eine hilfreiche Idee.

Wir können die Lymphdrainage auch selbst an uns durchführen lernen. Alles, was die Lymphe in den Fluss bringt, ist willkommen.

Ausreichend trinken

Wer chronisch dehydriert ist, bei dem funktioniert das Lymphsystem nicht ordnungsgemäß. Wenn die Lymphflüssigkeit verdickt und flockig wird, ist der Austausch und Abtransport von Schad- und Abfallstoffen behindert.

Das kann zu Entzündungen im Pischinger Raum führen- und dies spüren wir, wenn das Lipödem oder generell die geschwollenen Gewebe schmerzen. Achte auf ausreichende Hydrierung mit mineralhaltigem Wasser.

Mit frisch gepresstem Zitronensaft in Wasser helfe ich mir zusätzlich. Er revitalisiert, hydriert und stärkt das Immun- und Lymphsystem. Es reinigt die Lymphflüssigkeit und spült Toxine aus, versorgt den Körper mit basischem ph- Wert und Mineralstoffen und unterstützt die Sauerstoffversorgung der Zellen.

Ich nutze außerdem die Wintermonate, um 3-4x in der Woche in die Sauna zu gehen. Schwitzen hilft, die Lymphflüssigkeit zu aktivieren und die Entgiftung voranzutreiben. (Siehe auch Thermogenese)

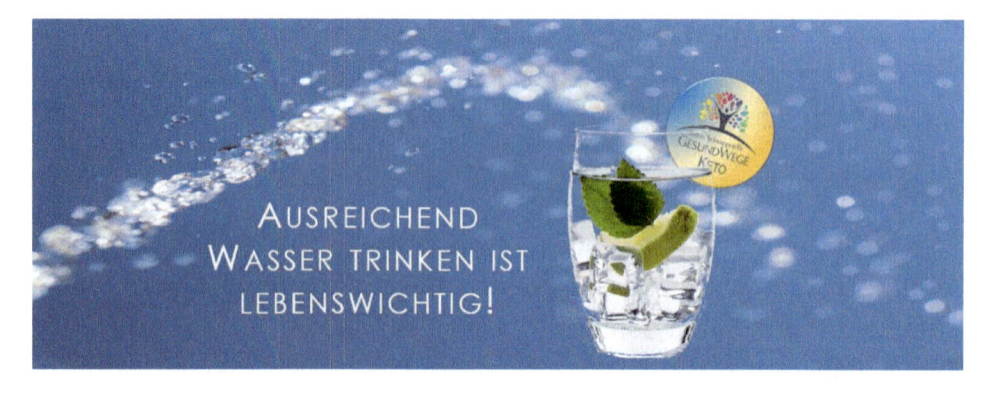

AUSREICHEND WASSER TRINKEN IST LEBENSWICHTIG!

Kapitel 5 Das Wirken der Hormone von Hunger- und Sättigung

Wie wir Heißhunger und Süchte verstehen und wie wir uns selbst helfen können

> Einer der Hauptgründe, warum die gesunde Keto Spaß macht, und Energie schenkt ist, dass wir Lebensmittel essen, die uns auf einem neuen Niveau sättigen. Dieses Sättigungsgefühl ist anders als jenes, welches wir früher unter der Normalkost verspürt haben. Es sitzt tief, ist langanhaltend und dabei ohne das lästige Völlegefühl!

Warum das so ist? Wir essen mehr gesunde Proteine und Fette, ohne gleichzeitig reichlich Kohlenhydraten zu uns zu nehmen. Gesunde Fette mit höheren Mengen an Protein und reichlich Ballaststoffen aus grünem Gemüse – das fördert die Bildung verschiedener Sättigungs-Hormone- wie beispielsweise Leptin.

Leptin ist ein Peptid Hormon, welches von adipösen Fettzellen ausgeschieden wird in Proportion zur Ganzkörperfettmasse. Es signalisiert dem Hypothalamus, einem Teil des Zentralnervensystems, dass dieser dem Körper ein Gefühl von Sättigung vermittelt. Dabei erhöht sich in Folge die Temperatur und die Stoffwechselrate, was die Bereitschaft für Aktivitäten steigen lässt. Gleichzeitig verzögert sich die Bildung und Ausschüttung von Insulin, wenn Leptin wirkt. (13,14)

Doch kann es zu Störungen der (Leptin-) Hormonbildung kommen, was den Appetit auf mehr essen oder snacken wieder neu erwachen lässt. Eine häufige Ursache ist beispielsweise ein chronisch hohes Triglycerid Level im Blut. Triglyceride entstehen, wenn im Körper Kohlenhydrate durch Novo-Lipogenese in Fett umgewandelt werden, um es zu speichern. Hohe Mengen an Triglyceriden im Blut unterbrechen oder reduzieren die Leptin Signale zum Gehirn. Dies reduziert die Stoffwechselrate und damit die Aktivitätskurve. Profan ausgedrückt: wir wollen mehr essen und uns weniger bewegen (15).

Wenn die Triglyceride reduziert werden, dann verbessert sich schrittweise die Leptin Wirkung. Ein weiterer Störfaktor ist gegeben, wenn wir unter Schlafmangel leiden. In einer Studie fand man heraus, dass Menschen, welche Schlafprobleme haben, täglich ca. 300 Kcal mehr essen im Vergleich zu Menschen, die einen gesunden Schlaf haben. Das kann in zwei Wochen ein halbes Kilo Fett bedeuten!

„Schlafbeschränkungen führen zu einer Stimulierung des Hungers und der Nahrungsaufnahme, die die Energiekosten einer längeren Wachheit übersteigt, was auf die Beteiligung von Belohnungsmechanismen hindeutet. Die aktuelle Studie testete die Hypothese, dass Schlafbeschränkungen mit der Aktivierung des Endo Cannabinoid - Systems verbunden sind, welches an der Veränderung des Appetits und der Nahrungsaufnahme beteiligt ist." (16)

Doch oftmals erkennen wir den Unterschied zwischen Hunger und Heißhunger (Süchte) gar nicht. Hier gibt es sowohl physiologisch sowie psychologisch wesentliche Ungleichheiten.

Echter Hunger setzt ein, wenn wir essen müssen, um zu überleben, wogegen das Suchtessen eher ein psychologisches Verlangen darstellt. Hunger stimuliert spezielle Areale im Gehirn und dies produziert Hormone, welche entweder dieses Gefühl einsetzen lassen oder abstellen. Sucht- Essen ist eher verbunden mit einer Dopaminreaktion durch das Entspannungs- und Belohnungszentrum im Gehirn. Dopamin ist ein kraftvoller Neurotransmitter, der uns gut fühlen lässt, uns „richtig" fühlen lässt.

Obwohl Teilnehmer in einer Studie mit einem Cocktail keinerlei Hungergefühle, sondern schöne, entspannte Sättigung erfahren haben, begannen sie an Leckereien zu denken. Dabei wurde untersucht, welche Areale im Gehirn stimuliert wurden. Es stellte sich heraus, dass es die gleichen Areale waren, die auch durch Drogen stimuliert werden.

Hier ist mehrfach gezeigt, dass je öfter wir uns diese kulinarischen Verlockungen betrachten, desto eher essen wir sie und je öfter dies geschieht, umso häufiger wollen wir sie erneut konsumieren.

Dies geschieht, weil wir den Dopaminschub stimulieren. Da unser Körper selbst nach Balance und Ausgleich strebt, beginnt er nach und nach, die Dopamin Rezeptoren zu deaktivieren, wenn große Mengen Dopamin stimuliert werden. Es hat zur Folge, dass Dopamin nicht mehr so hochsteigen kann und wir umso mehr konsumieren, damit dennoch ein Dopamin High erzeugt wird. Das Gleiche geschieht, wenn wir browsen, scrollen oder gamen.

Wenn weniger Dopamin Rezeptoren da sind und wir nicht essen, werden wir rascher depressiv und traurig. Spätestens dann beginnen das Snacken und Naschen von vorn. Studien haben ebenso gezeigt, dass Menschen mit einer genetischen Präposition zu Süchten es deutlich schwerer damit haben, hier einen Ausstieg zu finden (17,18,19,20,21,22).

Was kannst du tun, wenn dich trotz Sättigung Heißhunger Gefühle plagen?

Aus eigener Erfahrung weiß ich, dass es hier hilft, wenn man genügend Proteine isst. Solange einige Frauen in meinen Trainings ihren Protein Konsum auf einem unteren Limit hielten, waren sie deutlich empfänglicher für Heißhunger Attacken und Suchtgefühle. Gesundes, tierisches Protein sättigt lange und lässt Suchtessen seltener erscheinen.

Außerdem können wir mit L-Tyrosin die natürliche Bildung von Dopamin im Körper fördern.

Da unser Darm-Mikrobiom ebenfalls an der Hormon- und Neurotransmitter Produktion beteiligt ist, ist es einmal mehr von großem Vorteil, wenn wir ballaststoffreiche Gemüse, Samen und Blattgrün essen.

Beispielsweise enthalten Kürbiskerne größere Mengen dieser Aminosäure. Bei all dem ist immer wichtig, genügend Magnesium im Körper zu haben, um die Dopamin Produktion überhaupt zu ermöglichen.

Strategisch vorteilhaft „Auffüll-" Mahlzeiten einsetzen.

Leptin fällt ab, wenn die Körperfettmasse sinkt. Eine Person, die beispielsweise über den ketogenen Weg ihr überschüssiges Fettgewebe abgebaut hat und dennoch weiter abnehmen will, wird merken, dass es immer schwieriger wird, die nächsten Pfunde zu reduzieren. Je mehr wir uns dem Status "untergewichtig" nähern, desto schwerer würde es uns fallen.

Das liegt daran, dass unser Körper über die Hormonsignale erkennt, dass dieses Bemühen, weiter abzunehmen nicht „dem Sinne von Fortpflanzung und eines guten Überlebens" dient.

Die Signale ändern sich und Ghrelin wird deutlich aktiver. Leptin versiegt, weil zu wenig Fettgewebe da ist, welches Leptin ausscheiden könnte. Ghrelin signalisiert den Hunger und das ist im Sinne der Gesunderhaltung korrekt.

> Wenn wir innerhalb der Keto an den meisten Tagen einem Kaloriendefizit folgen, weil wir unseren Grundumsatz gleich dem Gesamtumsatz setzen oder weil wir weniger Mahlzeiten wählen und dadurch mit der Zeit das Magen Volumen sinkt, dann brauchen wir Auffüll- Tage. Ein Auffüll- Tag ist ein Tag, an dem wir überkalorisch essen.

Nur gibt es dafür keine eindeutige Regel, weil jeder Mensch individuell ist.

Braucht jeder Mensch in der Keto solche Auffüll- Tage?

Jemand, der sich eben in den ersten Wochen seiner Keto befindet und übergewichtig ist, benötigt keine Auffüll-Mahlzeiten. Das Fettgewebe ist so dominant, dass genügend Leptin produziert wird.

Wovon man im Allgemeinen ausgeht, ist:

- Je geringer der Körperfettanteil, desto wichtiger wird das Auffüllen sein.
- Je größer das Kaloriendefizit ist, desto wichtiger wird das Auffüllen werden.

- Je länger eine kalorienreduzierte Ernährung durchgezogen wird, desto wichtiger wird das Auffüllen.
- Je niedriger die tägliche Kohlenhydrate Aufnahme ist, desto wichtiger ist das Auffüllen.
- Je intensiver und höher der aerobe Trainingsanteil des täglichen Workouts wird, desto wichtiger wird das Auffüllen.

Anders ausgedrückt:

Bei über 20% Körperfettanteil reicht ein Auffüll- Tag im Monat.

Bei Körperfettanteil zwischen 15-20% sollten es 2 Auffüll- Tage im Monat sein. Auffülltage enthalten ebenso ein Mehr an gesunden Kohlenhydraten.

Kann es ein Zuviel an Leptin geben?

Essen wir stets übermäßig Kalorien und gleiten in ein „metabolisches Syndrom", dann können wir Leptin resistent werden. In dem Falle verliert unser Körper die Signale für „Körperfettanteil ist hoch", weil die Rezeptoren für Leptin weniger sensibel werden und die „Widerstandsfähigkeit unseres Körpers gegen Leptin" steigt. Umso eher neigt der Körper dazu, weiteres Fett anzusammeln (23,24).

Es gibt große Überschneidungen in Bezug auf Insulin Resistenz und Leptin Resistenz und so sind auch die Wege, beides zu korrigieren von der Sache her gleich:

- Blutzucker senken und stabil halten.
- Insulin und Leptin abbauen.
- Kohlenhydrate reduzieren, Proteine erhöhen und Fett abbauen.

Beide Stoffwechselstörungen, eine Insulin Resistenz und Leptin Resistenz werden von einem geschwächten Immunsystem begleitet. Schon aus diesem einen Grund ist es wichtig,

- Blutzucker/ Insulin,
- Körperfett
- und Leptin niedrig zu halten.

Alle drei sind Marker für Stoffwechselgesundheit und die Langlebigkeit.

Woraus besteht eine Auffüll- Mahlzeit?

An einem solchen Tag sollte die Kalorienmenge höher liegen als an üblichen Tagen. Eine Mahlzeit sollte hauptsächlich aus gesunden Kohlenhydraten und Proteinen zusammengestellt sein. Sie kann beispielsweise aus Süßkartoffeln, braunen Reis oder zuvor eingeweichten Linsen und etwas Obst bestehen- dabei diesmal mit wenig Fett angerichtet werden. Dazu ein halbes Hähnchen, ein Steak oder Fisch.

Eine solche Mahlzeit kann Leptin ordentlich stimulieren und für einen Ausgleich des Leptin Spiegels sorgen. Damit gibt es eine Stoffwechselzündung und mehr Energie, um ein anspruchsvolles Workout zu absolvieren. Wichtig ist hierbei, dass aus dem Auffüll-Tag kein Auffüll-Wochenende und erst recht keine Auffüll-Woche wird! Zumindest nicht, wenn man dem Ziel folgt: effiziente Gewichtsreduktion durch tiefe Ketose.

Hat man einmal das angestrebte Gewicht und gleichzeitig die erwünschte Körperkomposition erreicht, spricht nichts dagegen, die Stoffwechselketose zu lockern. Indem man sowohl den täglichen Kohlenhydrate Anteil leicht erhöht oder zwei, drei Mal im Monat einen Auffülltag einschiebt und dabei mehr die metabolische Flexibilität trainiert.

Wenn du bis hierher den Eindruck gewinnst, dass sich alles mehrmals wiederholt, dann stimmt es, da die Themen immer in einem anderen Kontext zurückkommen. Alles ist mit allem verbunden und ich betrachte die Stoffwechselgeschehnisse und Möglichkeiten zur Selbstregulierung aus verschiedenen Blickwinkeln.

Kapitel 6 Muskelaufbau ist gesunder Stoffwechsel-Lifestyle

Wenn wir uns einen Lifestyle erschaffen wollen, der uns ein leistungsfähiges, vitales und freudvolles Leben ermöglicht, dann kommen wir um das Thema Muskeln nicht herum. Sie sind ein aktives Gewebe, denn sie bauen Proteine ab, bauen sie wieder auf und erzeugen eine Balance zwischen Gewebereduktion und Neubildung. Muskeln dienen uns als Aminosäure Speicher und je mehr Muskeln wir haben, desto größer ist unsere Möglichkeit vital, gesund und lange zu leben.

Je älter wir werden und je unausgewogener unsere Ernährung ist, desto mehr Nährstoffmängel entstehen. Die meisten Menschen ab der Lebensmitte haben größere Probleme mit der Verdauung und mit der Nährstoffresorption. Sie verlieren mit den Jahren die Kraft und Intensität der Magensäure und es fällt ihnen folglich schwerer, Proteine aufzuspalten.

Doch daraus werden auch oftmals die falschen Schlüsse gezogen es wird häufiger auf Proteine zugunsten von Kohlenhydraten verzichtet. Das ist ein Teufelskreis, denn diese Entscheidung führt zu einer immer rascher eintretenden Atrophie (Schrumpfung) der Muskeln in Leistung und Funktion.

> Unser Lifestyle mit den Entscheidungen, die wir täglich immer wieder treffen, basierend auf den Erfahrungen und Informationen, die wir im Laufe des Lebens sammeln, bilden die Grundlage für unseren persönlichen Weg des Alterns.

Den Fokus auf die Muskelmasse und deren Erhalt und Aufbau zu richten hat das Potential, uns vor Gehirnkrankheiten zu schützen.

Je besser wir bemuskelt sind, desto schmaler wird die Taille (mehr Muskeln weniger Fett). Die Taille ist der Gradmesser dafür, was wir viszerales Fett nennen. Bei einem Plus von pro Kilogramm mehr viszeralem Fett erhöht sich nicht nur das Risiko für Diabetes Typ 2 um ein Mehrfaches (25), sondern gleichsam das Risiko für Alzheimer (26).

Verschwindet die Taille, dann tendieren wir Stoffwechsel technisch in Richtung Insulinresistenz. Dies bedeutet, dass eine bis zu 5 oder 7-fache Menge an diesem Hormon im Blut zirkuliert, als es normal wäre. Wie alle Organe, so haben unsere Gehirnzellen gleichfalls Insulin Rezeptoren und eine Insulinresistenz im Kopf macht die Versorgung und Pflege der Gehirngesundheit schwierig.

Erinnere dich: Die Regulation und das korrekte Aussenden der Informationen an die Regionen, welche Hormone bekommen sollen, kommt aus dem Gehirn, dem Hypothalamus.

Weshalb es nicht ohne Muskelaufbau geht

Muskeln zu besitzen ist überlebensnotwendig. Sie sind mehr als ein Zeichen von Attraktivität! Wir brauchen sie ebenso, wie all unsere anderen Organe. Trainiertes und aufgebautes Muskelgewebe fördert ein Leben in Vitalität und Selbstbestimmung und besitzt viele Vorteile.

Diese reichen von einem besseren Körpergefühl, einer höheren Stoffwechselrate bis hin zu einer verbesserten Gesundheit durch Stärke, Balance und Attraktivität. Muskeln sind unsere „Stoffwechsel Währung". Der Fokus auf die Gesundheit richtet sich bei den meisten Menschen leider nur auf die Menge an Fettgewebe, ohne dem Aufbau und dem Erhalt der Muskeln ausreichend Aufmerksamkeit zu schenken.

Reichlich Körperfett zu haben, muss nicht automatisch bedeuten, zu gering bemuskelt zu sein. Es gibt Menschen, welche einen hohen Körperfettanteil besitzen und gleichzeitig solide Muskeln aufweisen. Dies ist allerdings eher selten.

Muskelgewebe sind in der Lage, neben Glykogen auch freie Fettsäuren als Brennstoff zu verwenden und sind damit ein Parameter für die Fettverbrennung. Sie verbrauchen Energie „in Ruhe", was unsere Stoffwechselrate anhebt. Wenn wir die Muskeln kontrahieren, dann schütten sie unter Anderem Proteine – sogenannte BDNFs (Brain-Derived Neurotrophic Factor) aus, die uns richtig gut fühlen lassen und die gleichzeitig wie ein Antioxidans wirken.

Muskelaufbautraining ist dabei eine hervorragende Art und Weise, Stress abzubauen - ein wichtiger Aspekt- wenn man bedenkt, wie viel davon wir im Laufe des Lebens in unserem Körper „ansammeln".

Die Voraussetzungen, Muskelmasse ebenso während des Alterns erhalten zu können, schaffen sich die Allerwenigsten. Wie auch meine eigene Erfahrung zeigt. Ich muss immer disziplinierter werden, mehr für meinen Körper und den Muskelerhalt tun als in jüngeren Jahren. Dabei bemühe ich mich hauptsächlich, den momentanen Status quo zu erhalten.

Warum brauchen wir die Muskeln?

Oft verbreitet sich die irrige Meinung: Muskeln sind einfach ein „schickes und attraktives Beiwerk" unseres Körpers, etwas, was wir uns leisten können aber nicht wirklich brauchen.

Weit gefehlt!

Wer das glaubt, der kann eines Tages ein böses Erwachen erleben. Unsere Muskeln sind wie ein (über-)lebenswichtiges großes Organ, welches in direktem Zusammenhang mit gesundem, aktivem Altern steht. Wir müssen unsere Muskeln gut pflegen, erhalten und stetig erneut aufbauen, damit wir der Gebrechlichkeit des Alterns entgegenwirken.

Wer gebrechlich wird, ist nicht mehr unabhängig und demnach auf ständige, fremde Hilfe angewiesen. Dies kann unter Umständen zwar ein langes Leben bescheren aber zu welchem Preis? Gehhilfen und Prothesen, mühsame und oft langwierige Erholung nach Stürzen, Bettlägerigkeit oder sogar Rollstuhl.

Die Haut bildet tiefe Falten um schmale Gliedmaßen. Oder der Körper ist adipös und die Körperfettmasse hoch, dabei kaum Muskeln darunter. Ab den 30-40 Lebensjahr etwa verlieren wir pro Jahr ca. 1-2% unserer Stoffwechsel bedeutenden Muskelmasse allein dadurch, dass der Körper „altert".

Was bedeutet Altern im metabolischen Sinne?

- weniger Hormone,
- weniger Verdauungssäfte,
- weniger Mitochondrien-Leistungsfähigkeit,
- weniger voll funktionsfähige Zellen,
- mehr Entzündungen,
- mehr Körperfettanteil,
- mehr Krankheiten,
- mehr bakterielle Belastungen,
- Mehr Seneszente- bzw. Zombiezellen und
- weniger Bewegung und Vitalität.

Dies führt zur Sarkopenie – der altersbedingten Muskel-Atrophie.

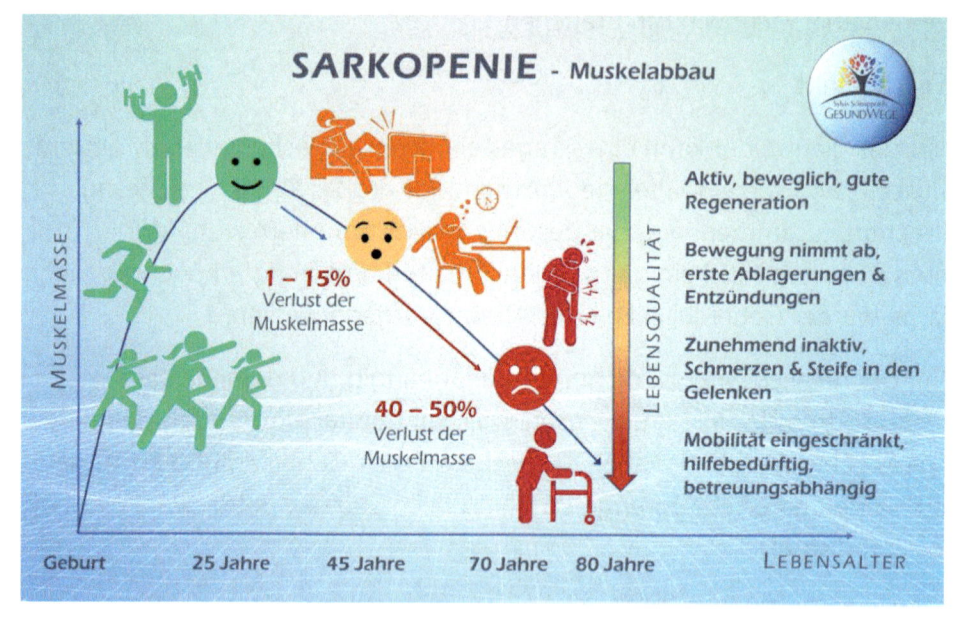

Muskeln stehen für Gesundheit, Vitalität, Leistungsfähigkeit, Stress Resilienz, körperliche und geistige Wendigkeit und Stärke. Muskeln halten unseren Stoffwechsel hoch und sorgen dafür, dass wir Energie, Wärme und Sicherheit erzeugen. Muskeln schützen uns vor Verletzungen und bieten eine stabile Grundlage, um bis ins hohe Alter aktiv und selbstständig bleiben zu können.

> Muskeln sind ein „Schatz", welchen wir nicht leichtfertig aufs Spiel setzen dürfen. Sie sind anfällig gegen Inaktivität, Proteinarmut in der Ernährung und einen passiven Lebensstil.

Hast du eine Idee, was im Körper geschieht, wenn Muskelmasse gebildet wird? Sie entsteht nicht wie bei anderen Körperzellen über Zellteilung. Muskelaufbau erfordert Satellitenzellen, den Myoblasten oder sogenannten Muskelstammzellen!

Leider ist unser Körper- je älter wir werden- immer sparsamer mit diesem kostbaren Gut. Wir verlieren die Möglichkeit, genügend Stammzellen zu erschaffen und somit verringert sich Jahr für Jahr die Möglichkeit, Muskeln aufbauen zu können. Es geht immer mehr um den Erhalt oder die Abbremsung des Alters-Muskel-Abbaus (Sarkopenie). Denn um mehr Muskeln aufzubauen, braucht es einen ausgeklügelten Plan. Andererseits: Je größere Muskeln wir haben, umso stoffwechselgesünder und desto mehr „Kohlenhydrate flexibel" sind wir.

Wie wir Muskeln erhalten und Muskelmasse aufbauen

Um der Sarkopenie entgegenzuwirken, müssen wir mehr darüber lernen, was unsere Muskeln brauchen und wie sie entstehen.

> Unser Körper schützt, was er benutzt. Die erste Regel für den Muskelerhalt und Aufbau ist: die Muskeln zu gebrauchen und zu trainieren.

Eine gute Voraussetzung für den Muskelerhalt ist die Ernährungsform. Ketone wirken im Körper Muskel schützend. Wenn wir unsere Ernährung von High Carb auf Low Carb umstellen und die meiste Zeit eine Stoffwechselketose erzeugen, dann befinden sich zu Zeiten längerer Essenspausen verschiedene Ketonkörper im Blut, die unseren Zellen als Energiequelle dienen. Dieser Zustand bietet einen ersten guten Schutz vor Muskelabbau.

Wir dürfen nicht zu lange unterkalorisch essen. Wer sich pausenlos im Kaloriendefizit befindet, der ist langfristig nicht in der Lage, Muskeln vor Abbau zu schützen.

Unser Körper verwendet sie als „Reserve", um Baumaterial für lebenswichtige Organe zu haben, deren Zellen ständig erneuert werden müssen.

Essen wir täglich nur den Grundumsatz oder weniger, kommen wir nicht nur in ein Energie- sondern gleichfalls in ein Nährstoff-Defizit. Die Protein Synthese kann nicht stattfinden und bei fortschreitendem Mangel wandelt er Muskeln in Zucker um, um sie zu verbrauchen.

Das führt gleich zum nächsten Punkt: genügend Protein in der Nahrung! Wir können Aminosäuren kaum speichern, deshalb braucht es ausreichend Vollspektrum-Protein in jeder Mahlzeit (wenn wir davon ausgehen, dass es nicht mehr als 2 bis max. 3 Mahlzeiten pro Tag gibt), um den Bedarf unseres Körpers zum Muskelerhalt und Muskelaufbau zu decken. Ebenso wichtig sind essenzielle Fettsäuren. Kohlenhydrate sind nur fürs „Überleben" gut aber Fette und Proteine sind notwendig, um gesundes Körpergewebe aufbauen zu können.

Fette und Proteine sind ebenso wichtig für die Hormonbildung, die einen Muskelaufbau unterstützen, wie das Wachstumshormon hGH oder Testosteron. Und entgegen allen bisherigen Vorstellungen: Insulin ist nicht notwendig für die Protein- Synthese.

Kohlenhydrate in Verbindung mit Insulin fördern zwar den Erholungseffekt nach einem Muskel-Aufbautraining, indem sie das Muskelglykogen wieder rasch auffüllen, dennoch brauchen wir sie nicht, um Muskeln zu bilden und anabolisch zu sein. (27)

Zum Muskelaufbau brauchen wir alle 9 essenzielle Aminosäuren.

Da wir nicht in der Lage sind, das aufgenommene Protein zu speichern, ergibt sich die Notwendigkeit, regelmäßig- zu jeder Mahlzeit- Proteine zu sich zu nehmen. Bei einer Keto- adaptierten Person, die anstelle von 5-6 nur 2 Mahlzeiten am Tag isst, wird dieser Aspekt wichtiger denn je.

Um überhaupt eine Proteinsynthese anregen zu können, braucht es pro Tag alle essenziellen Aminosäuren. Wer sich von minderwertigen Proteinen mit einer geringen biologischen Wertigkeit ernährt, der hat es mit der Muskelsynthese schwer.

Es müssen genügend Aminosäuren vorhanden sein, die über ein höheres Niveau von anabolen Muskelbildungsfähigkeiten verfügen. Es sind jene Aminosäuren, die mTOR – den aufbauenden Stoffwechselpfad – stimulieren. Dabei handelt es sich um die sogenannten BCAAs (Branchain Amino Acids). Dies sind die drei Aminosäuren Leucin, Isoleucin und Valin. Branchain bedeutet, dass sie einfach eine bestimmte Struktur haben.

Von den drei Aminosäuren ist Leucin die Wichtigste, um unser Muskelgewebe – unsere „Währung für Langlebigkeit" zu schützen.

Wenn wir auf die zelluläre Ebene schauen, dann sind die BCAAs deshalb so wichtig (28), weil wir diese drei zum gleichen Zeitpunkt und in einer ausreichenden Menge benötigen.

Laut Studien liegt das Maß etwa bei 1,8 bis 2,5 g Leucin am Tag. Dies ist notwendig, um das Signal (mTOR) zu aktivieren, welches für den Proteinaufbau und damit den Zellaufbau-erforderlich ist.

Zu den weiteren essenziellen Aminosäuren zählen- neben den BCAAs- die Aminosäuren Histidin, Lysin, Methionin, Phenylalanin, Threonin und Tryptophan.

Bei all dem ist es – je älter wir werden- wichtig, dass wir immer wieder genügend hochwertiges Protein in ausreichender Menge zu uns nehmen, damit sich die Proteinsynthese ereignen kann. Es reicht nicht, nur hin und wieder diesen Bedarf zu erreichen und ansonsten Proteine zu sparen. Es ist nicht so, dass wir ein Workout durchführen, im Anschluss mehr Proteine essen und dann der Muskel Aufbauprozess beginnt.

Nur durch eine konstante Routine schaffen wir es, die Muskeln zu schützen und zu stärken.

Je weniger Muskelgewebe unser eigen ist, desto mehr nähern wir uns „der Region chronischer Krankheiten und gleichsam dem Tode".

Um Muskeln zu erhalten und aufzubauen, sind Stimulanzen - das Training, eine funktionierende Verdauung und die richtige Nahrungsauswahl Pflicht.

Was sind Muskel-Stammzellen und woher gewinnen wir sie, um die Muskeln vor Abbau zu schützen und um mehr davon aufzubauen?

Muskeln bestehen hauptsächlich aus Muskel,-Nerven,-Epithel- und Bindegewebe. Wir haben drei verschiedene Muskeltypen und diese üben wiederum unterschiedliche Funktionen aus. Unsere Skelettmuskulatur umfasst den größten Anteil an der gesamten Muskelmasse im Körper. Herz und Magen und andere Muskeln gehören ebenfalls zur mageren Muskelmasse.

Rund um die Muskelfasern der Skelettmuskulatur befinden sich sogenannte Muskelstammzellen bzw. Satellitenzellen (29), die in den Muskelfasern entstehen. Sie liegen außerhalb der Muskelfasern und sind das Potential für das Wachstum des Muskels. Wenn wir ein Muskelaufbau-Training absolvieren, dann zündet es diese Stammzellen und sie wandern in die Muskelfasern, so dass diese sich vergrößern.

Bei steter Wiederholung stimulieren wir die Entstehung neuer Stammzellen und die Zündung des Wachstums der Muskelfasern. Satellitenzellen und Muskelzellen sind sich in einem gleich: Muskelzellen teilen sich nicht. Wir benötigen immer wieder Stammzellen, um Muskeln wachsen lassen zu können.

Die Stammzellenbildung wird durch Fasten unterstützt! Doch auch diese lässt mit dem Altern nach, ebenso die mitochondriale Leistung der Muskelzellen und damit die Funktionsfähigkeit und Stärke der Muskeln.

Jetzt könnte man durch Fasten die Stammzellenbildung fördern, doch ist dies nicht unbegrenzt möglich. Bei einem zu großen, kalorischen Defizit über längere Zeit, wird Muskelerhalt kaum durchsetzbar sein. Junge Menschen besitzen einen Stammzellen Anteil von ca. 8% im Körper. Bei Menschen mit 70 Jahren ist dieser Anteil auf unter 1% gesunken.

Dies liegt nicht allein an der hormonellen Situation. Es liegt an verschiedenen Ursachen, die – selbst wenn wir genügend Protein essen-den Rückgang der Stammzellen fördern.

Eine entscheidende Rolle hierbei spielen:

- Nährstoffmangel,
- Resorptionsmangel,
- Entzündungen,
- Bewegungsarmut,
- genetische Veränderungen,
- Mitochondrien Abnahme,
- Stress und Schlafmangel

Meine besten Tipps, um Muskelmasse zu erhalten und aufzubauen.

Um die Muskeln zu erhalten und sie wieder aufbauen zu können, müssen wir die Kompass Nadel in verschiedenen Kategorien neu ausrichten.

- Ich wähle die besten Protein Ressourcen und die Nährstoff-intensivsten Lebensmittel
- Ich faste strategisch, um Autophagie zu unterstützen und das hGH-Wachstumshormon zu fördern
- Ich trainiere strategisch im Wechsel zwischen Muskelaufbau und Kardio

Mit den Erfahrungen von fünf Jahren Keto- und Low Carb Ernährung hat sich in meiner Routine einiges geändert und angepasst. Anfangs war ich zögerlich und meine Protein Portionen recht klein und übersichtlich im Vergleich zu den Gemüse Portionen.

Über die Zeit bin ich immer öfter dazu übergegangen, die Gemüse Portionen und die Fette zu reduzieren und die Proteine moderat zu erhöhen. Dafür habe ich folgende Gründe:

Mein Magen verkleinerte sich im Laufe der Jahre, so dass ich schneller satt war.

Qualitativ bestes Fleisch, Fisch und Eier sind für mich zur Hauptquelle Nährstoff intensiver Lebensmittel geworden. Kein anderes Lebensmittel weist diese Dichte an essenziellen Aminosäuren und lebenswichtigen Fettsäuren, an Vitaminen, Mineralstoffen und Spurenelementen auf.

Das bedeutet, ich versorge mich in meinen zwei Mahlzeiten am Tag mit dem Besten, was mir möglich ist, um Nährstoffmängel zu vermeiden und gleichzeitig die Proteinsynthese zu fördern.

Jeder mag sich frei entscheiden, wie er sich ernähren möchte, doch wenn ich mich vegan ernähren wollte, und auf die gleiche Menge an Nährstoffen kommen will, die jetzt in meinen 2 Mahlzeiten stecken, dann müsste ich beispielsweise 6x mehr essen.

Ein Beispiel: in einer kleinen Hühnerbrust sind so viele Nährstoffe enthalten wie in 6 Tassen Quinoa (Muskelaufbau Spezialistin und Medizinerin Dr. G. Lyon).

Pflanzliches esse ich – vor Allem grünes Gemüse und Blattgrün, etwas zuckerarmes Obst und ich unterstütze diverse Prozesse mit verschiedenen Heilkräutern, Vitalpilzen und Adaptogenen.

Können Frauen leichter Muskeln aufbauen als Männer?

Alle Menschen besitzen Muskelfasertypen vom Typ 1 und 2.

Frauen verfügen über einen höheren Anteil des Muskelfasertyps 1 und Männer besitzen mehr vom Muskelfasertyp 2. Der Unterschied zwischen diesen beiden Muskelfasertypen liegt in der Struktur und der Funktion.

Die Muskeln des Typs 1 kontrahieren langsamer, enthalten im Vergleich mehr Myoglobin und sie sind schmaler, aber ausdauernder. Diese Muskeln eigenen sich für ein Training – nicht mit Maximalgewicht- eher mit einem Gewicht, welches für 10-12 Wiederholungen geeignet ist und für das Ausdauertraining.

Die Muskeln des Typs 2 sind explosiv, kräftig und schnell kontrahierend und sie enthalten weniger Myoglobin. Diese Muskeln können enorm an Umfang zunehmen und sie sind nicht ausdauernd. Diese Muskeln eigenen sich bevorzugt für ein Training mit schweren Gewichten und nur wenigen Wiederholungen. Sie sind weniger für ein Ausdauertraining geeignet.

Aufgrund der Muskelfaserbeschaffenheit brechen Frauen bei ihrem Training weniger Protein auf und Studien zeigen, dass Frauen weniger Protein im Fastenzustand abbauen im Vergleich zu Männern. (30)

Wenn Frauen trainieren, haben sie einen besseren Zugang zu Fetten als Brennstoff. Ihre Art des Trainierens ihrer Typ 1 Muskelfasern und der Fakt, dass in den schmaleren Muskeln weniger Muskelglykogen gespeichert ist, kommt hier zum Tragen.

Wenn Frauen sich in der Keto Adaption trainieren und einen fortgeschritteneren Status erreicht haben, sind sie effektiver in der Gluconeogenese. Je regelmäßiger sie trainieren, desto mehr zeigen Frauen einen Muskelaufbau des Typs 1. Diese Muskeln werden nicht so dick, wie die der Männer aber sind dennoch leistungsfähig.

Wenn Frauen diesen Fakt in ihre Trainingsmethoden einbauen, dann können sie innerhalb ihres Rahmens eine attraktive Figur und Straffheit aufbauen!

Ein zielführendes Muskelaufbau Training zielt auf Wiederholungen ab, bis echte Erschöpfung eintritt. Damit stimulieren wir den Reiz des Muskelaufbaus, der nur stattfindet, wenn es genügend vollständige und essenzielle Aminosäuren gibt. Muskelaufbau funktioniert am besten im Kalorien Plus und wenn das Training bis an die Erschöpfungsgrenze reicht.

Obwohl Frauen nicht viel Protein aufbrechen, schütten sie doch 2-3x mehr Wachstumshormone aus. Dies ist für das Muskelwachstum bei Frauen wichtiger als das Hormon Testosteron. Dieses spielt für Männer eine große Rolle und wird mit einem harten Training gefördert.

Frauen haben einen weiteren Vorteil für sich:

Sie können sich ihren natürlichen Zyklus der Menstruation zu Nutze machen und entsprechend dazu ihre Trainingseinheiten und Fastentage legen.

Während in den ersten zwei Wochen des Zyklus das Östrogen die Oberhand besitzt, sollte hier auf Muskelaufbautraining gemeinsam mit einer vorteilhaften Proteinversorgung gesetzt werden.

In den letzten zwei Wochen wechselt man dann eher zum Fasten und kümmert sich mehr um die leichte Ausdauer.

Auf diese Weise arbeitet die Frau mit ihrem Rhythmus und nutzt die natürliche Östrogendominanz der ersten Hälfte für härtere Workouts, eine positive Stickstoffbilanz und Muskelaufbau. Bei Beachtung dieser Rhythmen mit mTOR und AMPK im Wechsel gelingt sowohl Muskelerhalt und Aufbau als auch Erholung, Entgiftung und Förderung von Stammzellenbildung, Mitochondrien „Pflege" und Ausschüttung von Wachstumshormonen durch Fasten und Ausdauertraining.

Von Proteinen und Muskelbildung – dem Aus für Cellulite

Als ich durch Ernährungs- und Lifestyleänderungen endlich mein Gewicht und das Lipödem reduzieren konnte, hatte ich zwischenzeitlich deutliche Anzeichen von weniger elastischer Haut an den Innenschenkeln und Innen-Oberarmen.

Wenn du auf die Low Carb / ketogene Ernährung umstellst, änderst du die Haupt-Brennstoff-Ressource deines Metabolismus von Kohlenhydraten auf Fette. So wandeln sich damit eine ganze Reihe von Stoffwechsel-Kaskaden und es bilden sich mehr von diversen Hormonen im Vergleich zu vorher. Andere dagegen verringern sich. Dies alles zeigt sich, indem die Fettverbrennungsmaschinerie startet und ebenso darin, dass sich unser Hautbild - vorübergehend – verändert.

An der Beschaffenheit der Haut erkennen wir zuerst, woraus die Ernährung besteht. Die Haut spiegelt das Essverhalten der letzten Monate wider, denn sie hat eine rasche Regenerationsfähigkeit.

Wenn die Ernährung einen Mangel an wichtigen Bausteinen aufweist, die für eine versorgte und elastische Haut notwendig sind, dann zeigt sich dies im hohen Maße, wenn wir rapide abnehmen. Sie beginnt zu hängen und bildet viele Falten. Es kann allerdings auch vorkommen, dass die Nährstoffe nicht zur Gänze resorbiert wurden und dadurch Mängel entstanden. Hautnährstoffe bestehen aus vollständigen Proteinen und gesunden Fetten.

Um der Haut eine gewisse Elastizität zurückgeben zu können, braucht es vor allem Protein. Das bedeutet, dass alle neun essenziellen Aminosäuren vorhanden sein müssen- plus Kollagen und Elastin. Dazu ist Vitamin C und Cholesterin wichtig, um wieder gesunde Hautzellen bilden zu können und die Spannkraft zu erhöhen.

Wie erreichst du das?

Iss sooft es dir möglich ist grasgefütterte, organische Lebensmittel und koche dir deine eigene Knochenbrühe. Zusammen mit der Ellag Säure und dem Vitamin C aus den Beerenfrüchten und ungesättigten – wie auch stabilen Fetten ist es möglich, die Haut wieder zu verbessern und ihre Spannkraft zu erhöhen.

Teste dies für drei Monate und schaue, was geschieht.

Achte auf die Hydration.

Nichts ist schädlicher als Dauer-Sonnenbestrahlung und ein Mangel an Wasser! Leider wird Dehydrierung -je älter wir werden- immer öfter ein Thema und es nützt nichts, etwas mehr Wasser zu trinken. Es braucht entsprechend Ionen bzw. Elektrolyte, damit das Wassertrinken nicht weiter dehydriert und eher zu Körper- oder Zellwasser werden kann.

Halte dich fit und aktiv

Die Korrektur meiner vorübergehenden Hautdellen und Fältchen gelang mir mit wöchentlich 2-3 Trainingseinheiten und der gesunden Form der ketogenen Ernährung. Eine weitere Verbesserung erfuhr ich, indem ich das Fasten in meinem Alltag ergänzte.

Muskelaufbau ist enorm wichtig, wenn die Haut optisch straffer werden soll.

Mich fragt man manches Mal, ob es überhaupt möglich sei, Muskeln in Ketose aufzubauen. Auf diesem Gebiet besteht einiges an Unsicherheit, denn die Meinungen tendieren zu der Annahme, dass Proteinsynthese - und damit Muskelaufbau- nur mit Hilfe von Insulin stattfindet.

Studien haben inzwischen gezeigt, dass es nur die Schlüssel-Aminosäure Leucin in der richtigen Menge braucht, um das Muskelwachstum anzukurbeln. Zudem den Impuls bzw. das Training! So ist unser Körper in der Lage, Muskelzellen ohne Insulin zu bilden.

Mit Insulin füllt sich das Muskelglykogen schneller auf. Doch wir brauchen keine Kohlenhydrate, um anabolisch zu sein, denn sobald wir Fett adaptiert sind, passt sich unser Körper enzymatisch an diese Gegebenheit an. Die Fettverbrennung verbessert sich durch regelmäßiges Training um bis zu 90 Prozent und Muskelaufbau und Fettverbrennung können zur gleichen Zeit ablaufen! (31)

Wir arbeiten gegen die Zeit

Unser mageres Körpergewebe – die Muskeln sind das Gewebe der Langlebigkeit und Gesundheit. Die Skelettmuskeln haben den größten Muskelanteil im Körper. Das meiste Muskelwachstum bei entsprechendem Training passiert nicht, indem neue Muskelzellen gebildet werden, sondern, weil die vorhandenen Muskelzellen an Dicke zunehmen.

Sind wir unter 30 Jahre alt, wachsen Muskeln schnell. Doch jenseits der dreißig verlieren wir Muskelmasse jedes Jahr! Dies nennt sich Sarkopenie. Es schwinden eher die schnellwachsenden und Schnellkraft entwickelnden Muskelfasern und wir behalten mehr von den schlankeren und langsamen agierenden Muskeln zurück, je älter wir werden.

So verlieren wir an Masse und Kraft. Wenn der Körper zusätzlich reichlich Körperfett aufweist, dann tritt dies gleichfalls zwischen den Muskelfasern auf und wir werden verlieren Kraft.

Muskeln wachsen nicht auf Basis von Zellteilung.

Die Fähigkeit zur Reparatur und Regeneration von Muskeln wird geringer und unsere „Speicher" an Satellitenzellen schwinden.

Muskelzellen beinhalten eine hohe Anzahl an Mitochondrien. Wenn wir nicht genug auf unsere Muskeln achten und sie regelmäßig trainieren, dann besitzen wir immer weniger gesunde Mitochondrien und unsere Körperenergie und Stärke sinkt.

Unter diesen Voraussetzungen wird eine altersbedingte Insulinresistenz wahrscheinlicher, wenn wir uns hauptsächlich von Kohlenhydraten ernähren.

Mir persönlich haben diese Fakten ordentlich Respekt eingeflößt, weshalb ein systematisches Körpertraining zu meinem Alltag gehört.

Ein solches Trainingsprogramm half und hilft mir:

- die genetische Herabregulierung der Muskeln aufzuhalten,
- die Stoffwechselrate zu erhöhen (den Grundumsatz),
- Entzündungen zu reduzieren,
- hormonelle Dysbalancen besser auszugleichen,
- Blutfettwerte zu senken und
- aktiver und stärker, energetischer und regenerativer zu werden.

Muskeltraining ist -aus meiner heutigen Sicht- sogar wichtiger als Fett abzubauen. Der Fokus sollte auf den Fakt liegen, dass Muskelaufbau – ganz besonders in der 2. Lebenshälfte – die umfassendste Maßnahme zu Gesundheit und Langlebigkeit darstellt.

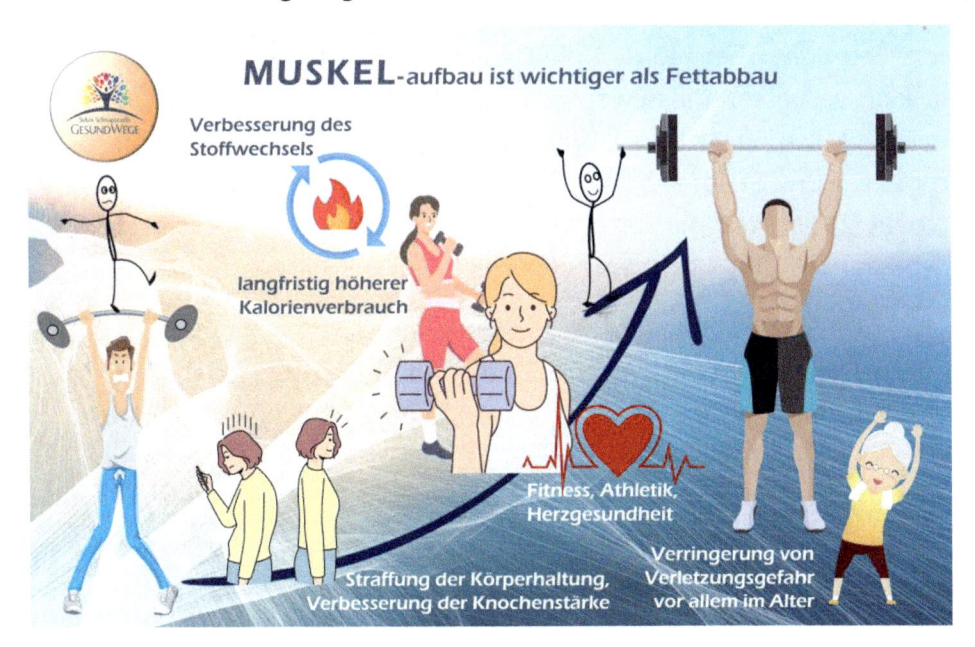

Wie setzt sich ein zielführendes Training zusammen?

Grob gesagt sollte es aus 2/3 Gewichte- und 1/3 leichtem Kardio- Training bestehen.

Ich habe über Jahre mit einigen Kurzhanteln und 3 verschiedenen Kettle Bells plus einer Workout-Matte ein Ganzkörpertraining praktiziert.

Dazu verwendete ich diverse Apps und teilte mir die Einheiten so auf, dass ich jede Muskelgruppe mindestens 2x in der Woche trainierte.

Es gibt viele Vorschläge für ein Bauch-Beine-Po- oder für ein Schulter-Rücken-Arme Training. Zum Beispiel: Montag und Donnerstag Bauch, Beine, Po und Mittwoch und Samstag Arme, Rücken und Schultern. Am Dienstag und Sonntag Kardio und am Freitag frei.

Jede Trainingseinheit umfasste drei Durchgänge und war innerhalb von 20-30 Minuten abgeschlossen.

Zusätzlich gehe ich 2x am Tag für je eine Stunde hinaus in die Natur mit meinem Hund und vor dem Schlafengehen mache ich gerne jeweils 10-15min Yoga zum Stretchen.

Diese Form des Übens fördert die Entspannung, dehnt die verkürzten Muskeln, verbessert die Beweglichkeit und hilft beim Entsäuern der Gewebe (Milchsäure Abbau). Wer regelmäßig Yoga praktiziert, kann Schmerzen und Steifheit durch einseitige Belastungen (Sitzen, Stehen) vorbeugen, Muskelkater verhindern und die Stimmung verbessert sich ebenfalls.

Je älter wir werden, desto mehr müssen wir uns um Stoffwechselgesundheit, gesunde Ernährung, Fitness und Balance bemühen, damit wir die 2. Hälfte unseres Lebens aktiv und vital erleben.

Kapitel 7 Fasten für Erneuerung, Entgiftung und Verjüngung.

Wenn wir der gesunden Keto eine Zeitlang folgen, uns adaptiert haben, etwas Gewicht abgebaut haben, über mehr Energie verfügen und uns der Weg schon vertraut erscheint, ist es Zeit für den nächsten größeren Schritt. Unser Körper ist ein Wunderwerk der Adaption. Er erreicht einen Punkt, an dem man aufhört, abzunehmen.

Fettadaption verbessern, es gleichsam lockerer angehen- kein Messen mehr.

Nachdem die Stoffwechselprozesse angepasst und neue Stoffwechselpfade gebildet oder reaktiviert wurden, sind wir bis zu einem gewissen Grad „Fett adaptiert". Die Adaption ist kein Ein- und Ausschalter. Sie findet immer weiter statt, solange wir auf unserem Low Carb- oder Keto Weg sind. Was meine ich damit?

Nachdem wir gelernt haben, welche Lebensmittel wir essen, um satt und energetisiert zu sein und wir uns darin trainiert haben, die Inhaltsangaben der einzelnen Lebensmittel auf schädliche Stoffe und versteckte Zucker zu kontrollieren, fällt uns der Alltag leichter. Wir bereiten schmackhafte und nahrhafte Mahlzeiten zu, ohne tägliches Tracken und Messen.

Die Kontrolle am Anfang ist notwendig, denn nur so lernen wir, was und welche Mengen uns guttun, ohne häufiger „aus der Ketose zu fallen". Doch mit den Monaten der Praxis und des Lernens entspannt sich der Alltag auf diesem Gebiet wieder. Wir schaffen uns neue Alltagsroutinen und kreieren eine Art „Komfortzone", weil wir wissen, wie „der Hase läuft" mit unserem persönlichen Stoffwechsel in Bezug auf das Essen. Die tägliche Ketose wird durch einen weiteren Punkt verstärkt und unterstützt: dem intermittierenden Fasten. Wir lernen, unsere Kalorienmenge nicht mehr auf drei, sondern auf zwei Mahlzeiten am Tag zu verteilen und diese in einem verkleinerten Essenszeitfenster zu uns zu nehmen. Je nachdem, wo das Anfangsgewicht liegt, und welches Gewichtsreduktionsziel erreicht werden soll, ist die Strategie für den nachhaltigen Erfolg etwas anders.

Bei Frauen, die ein größeres Übergewicht abbauen wollen, ist es wichtig, sich zunächst auf das Fasten innerhalb der Keto zu konzentrieren und die Bewegung langsamer zu steigern. Bei den Bewegungen sollte es sich um weniger intensive aber dafür zeitlich ausgedehntere Aktivitäten handeln wie wandern oder straff spazieren, schwimmen, Rad fahren, Trampolin (Rebounding) oder Yoga.

Was bedeutet das für Frauen mit Stoffwechsel Krankheiten?

> Fasten ist ein enorm machtvolles Mittel, um die verklebten und entzündeten Gewebe des Lipödems Schritt für Schritt abzubauen: mit Hilfe von Autophagie und Fettoxidation. Mit längeren Fastenzeiten und neuen Mitochondrien und Stammzellen sind wir in der Lage – kontinuierlich diese Gewebe zu erneuern und zu heilen.

Ist das nicht fantastisch? Ja, es dauert seine Zeit und es benötigt eine große Portion Disziplin und ein hohes Maß an Selbstfürsorge. Es ist das Wichtigste, dass wir uns nicht mehr hintanstellen und die eigenen Interessen in unserem Umfeld nachdrücklicher durchzusetzen lernen. Gesunde, hochwertige und ganze Lebensmittel sind unverzichtbar ebenso eine Planung der Essens- und Nichtessenszeiten. Wir brauchen die Unterstützung des Partners und der Familie und die Verbindung zu Gleichgesinnten mit gleichen Zielen-unseren „Tribe", damit der Weg nicht so beschwerlich wird und man sich gegenseitig anfeuern und motivieren kann.

Fasten ermöglicht den Zugang zu den eigenen Fettreserven

Bei Frauen, deren Gewichtsveränderung nur eine Richtung kennt- den Zuwachs- arbeitet der Stoffwechsel verzögert, die Schilddrüse langsam. Mit der Umstellung auf die konsequentere Keto bringen wir frischen Wind in die Stoffwechsellage, weil wir uns mit fortschreitender Fettadaption endlich einen funktionierenden Zugang zu den eigenen Fettreserven erschließen.

Das Ziel ist zunächst, Nährstoffdefizite auszugleichen, den Stoffwechsel anzuregen und die Körperfettreserven zu öffnen.

Nach anfänglicher fettreicher Ernährung von 65%- 70% des Tagesumsatzes, um dem Körper zu helfen, Fette als Hauptenergiequelle zu akzeptieren, ändern wir die Strategie und reduzieren die Nahrungsfette, damit der Körper die eigenen Körperfette als Quelle nutzt. Wer die Fette aus der Nahrung zu stark reduziert, sorgt dafür, dass wieder Heißhunger und die Lust aufs Snacken geweckt werden. Wir hatten das an früherer Stelle.

> Wir müssen dem Körper hier die Zeit geben, in kleinen, aber kontinuierlichen Schritten die eigenen Fette abzubauen. Dabei möchte man sich auch gesättigt und genährt fühlen. Doch um ein Kaloriendefizit kommen wir nicht herum, damit eigenes Körperfett als Ressource genutzt und reduziert wird. Hier hilft uns Fasten.

Innerhalb des ketogenen Zustands zu fasten, bringt viele Vorteile, denn ohne Nahrung aufzunehmen, „essen wir unseren Körper" – an den Stellen, an denen wir es uns wünschen- am Fett. Viele Frauen haben ein Leben in Diäten Achterbahnen verbracht und dabei deprimiert erkennen müssen, dass der Stoffwechsel immer lahmer wurde, je geringer die Nahrungsaufnahme war. Dadurch reduzierte sich die Fettabnahme. Nach der Diät waren die wenigen verlorenen Pfunde und weitere schnell wieder drauf und der Körperfettanteil war höher gestiegen als beim letzten Mal. Welch schmerzhafte Erfahrung! Ihnen wurde nie erklärt, dass reine Kaloriendiäten keinerlei Nutzen bringen.

Was passiert in uns, wenn wir fasten?

Es ist ein Stressor, der dem Körper einiges abverlangt. Dabei taucht er tiefer in die Entgiftung und in das Recycling hinab als zu jeder anderen Zeit. Genetisch ist das Fasten für uns ohne Probleme möglich. Du erinnerst dich an unseren Frühmenschen aus Kapitel 1. Wir sind eine Spezies, für die es einmal normal war, nicht rund um die Uhr Essen zur Verfügung zu haben. Unsere Vorfahren (über)lebten lange Phasen des Fastens, insbesondere während der Wintermonate. Das hat sich gravierend geändert. Wir haben heute ein anderes Problem. Jetzt kämpfen wir um innere Balance.

Wir haben meist immer und überall Zugang zu Essen und werden stets von neuem animiert und verführt, doch dieses oder jenes zu probieren. Wenn wir unserem Körper stets und ständig Nahrung zuführen, dann ist unser Stoffwechsel immer im Modus, diese irgendwie zu verwerten und zu verarbeiten, sei es, um Energie zu erzeugen oder Überschüsse im Fettgewebe zu deponieren. All dies sind sehr komplexe Vorgänge, die unserem Körper viel abverlangen und wenig oder gar keine Zeit lassen für Regeneration, Entgiftung oder Erholung.

Wenn wir fasten, unterbrechen wir diese Endlos-Schleife und geben unserem Körper Zeit und Ruhe für ein „Zurücksetzen", für ein Umschalten in den Abbau Modus und die Möglichkeit, den Fokus nach innen zu richten und sich um das zu kümmern, was bislang „liegen geblieben ist".

Wenn wir fasten, reduziert unser Körper den internen Zell Müll und kreiert neue Energie, baut altes Protein ab, welches unseren Körper belastet und macht ihn dadurch „klar für die Neuentstehung" von Mitochondrien, Zellen und Geweben. Der Körper „verjüngt" sich.

Fasten ist eine erneuernde und reinigende Möglichkeit für unsere Körperzellen, Mitochondrien, Organe und Gewebe.

Wir profitieren in diesem Zusammenhang sowohl vom intermittierenden Fasten als ebenso vom Langzeitfasten.

12 bis 16 Stunden Fasten

Ab einer Nichtessenszeit von 12 Stunden beginnt unser Körper damit, das Wachstumshormon zu aktivieren. Eigentlich ist dies kein Fasten, weil es ein Essenszeitfenster erlaubt, welches zu groß ist, um gesundheitliche Vorteile daraus zu ergeben. Man muss schon 16h nichts essen, um eine 12-stündige echte Fastendauer zu kreieren. Vier Stunden benötigt der Körper mindestens für die Verdauung der letzten Nahrung. Nach 16h fasten entsteht ein wenig HGh (Human Groth Hormon) das Wachstums-Hormon. Es gehört zur „Anti-Aging-Gruppe", weil es die Fettverbrennung ankurbelt und es gleichzeitig die Proteinbildung stimuliert. Solche Proteine werden für die Bildung neuer Zellen und Gewebe verwendet- wie zum Beispiel für die Muskeln.

Alte, defekte oder überschüssige Zellfragmente und werden abgebaut und in ihre Grundstoffe-Aminosäuren zerlegt. Wenn wir in dieser Zeit unser Workout ansiedeln, unterstützen wir diese Prozesse und heben die Ausschüttung von Wachstumshormonen an bei gleichzeitiger Reduzierung von Glykogen aus den Muskeln.

18 Stunden Fasten

Bei einem Fastenfenster von 18h ergibt sich ein Essenszeitfenster von 6 Stunden. Es bringt viele Vorteile. Hier setzt schon Autophagie ein. Dies ist der Selbstverdauungsprozess, in dem nicht nur alte und funktionsverminderte Zellen verwertet bzw. recycelt werden, sondern gleichfalls Schadstoffe wie AGEs oder verschiedene Plaques und Ablagerungen entfernt werden. Zur selben Zeit reduziert sich der Speicherzucker in der Leber immer weiter und die Ketone Produktion beginnt. Mit der Produktion der Ketone werden gleichzeitig Hormone ausgeschüttet, welche den Hunger reduzieren. So wird das Fasten leichter, weil der Appetit schwindet. Ketonkörper üben gleichzeitig einen Schutz der vorhandenen Muskelmasse aus, so dass diese nicht so schnell durch längeres Fasten abgebaut werden.

24h Fasten

Diese Variante zählt schon zum Begriff „Langzeitfasten". Es sind so viele Ketone im Körper, dass sie für eine Milderung der Entzündungen sorgen. Dies kann zu einer Schmerzlinderung führen und das Wohlgefühl steigt. In einer 24-stündigen Essenspause bekommt unser Darm die Gelegenheit, sich zu entlasten und über die Regeneration neue Schleimhautzellen aufzubauen. Gleichzeitig können „gute" Darmbakterien die Möglichkeit nutzen, die durch Autophagie entfernten Erreger und Bakterien zu ersetzen.

Herz, Hirn, Nieren, Leber-alle Organe erfahren eine Entlastung und Stärkung. Das Immunsystem nimmt Fahrt auf und kann ungehindert sämtliche Verteidigungslinien beschützen.

Nach einem 24h Fasten, hat sich meine Tiefschlafphase um bis zu 50% verbessert. Gleichzeitig sinken die Herzrate und die Körpertemperatur. Dies sind alles Zeichen deutlicher Erholung und Heilung.

Wenn es so läuft, dann startet unser Körper mit der Bildung neuer Stammzellen. Diese sind universelle Zellen, welche überall im Körper eingesetzt werden können. Je nachdem, wo sie gebraucht werden- integrieren sie sich in das Gewebe, welches neue Zellen benötigt. Stammzellen sind unser effektivstes Potential für die „Regeneration und Verjüngung". Sie sind ebenso als neue Nervenzellen einsetzbar, um geschädigte Nervenbahnen zu reaktivieren. So powervoll sind sie.

48h Fasten

Der Abbau von Mikroben und Erregern, von Schimmelpilzen und Hefen- und allem, was unserem Körper das Funktionieren erschwert- wird vorangetrieben. Gleichzeitig bekommen die Körperzellen durch die Ketonkörper verstärkt Energie. Es werden weiter neue Stammzellen gebildet und ebenso fördert es die Bildung neuer Mitochondrien.

Durch fortgeschrittene Autophagie werden kaputte Mitochondrien recycelt und durch neue, funktionstüchtige ersetzt. Im Normalfall passiert dies seltener, je älter wir werden. Mitochondrien sind fragil und brauchen hohen Schutz. Sie leiden verstärkt unter Toxinen und Strahlungsbelastungen und nehmen schnell Schaden. Schadhafte Mitos vermehren sich und der Anteil gesunder Mitochondrien nimmt immer weiter ab. Fasten länger als 48h mag hier ein wirksames Mittel sein, um diese Prozesse aufzuhalten und möglicherweise umzukehren.

72 Stunden Fasten

Mehr Stammzellen werden gebildet, die egal, wo der Körper eine Schwachstelle hat- eingesetzt wirken und Heilung in diese Gebiete und Gewebe bringen.

Stimmt die Rechnung Kalorien rein gleich Kalorien raus?

Meine Antwort: Ja und nein. Es kommt darauf an, aus welcher Perspektive man diese Frage betrachtet.

„Energie geht nicht verloren" – physikalisch stimmt es schon. Dennoch hat die Art der Nahrung und ebenso die Zeit, in der wir sie zu uns nehmen, entscheidenden Einfluss auf in diese Gleichung. Die Wirkung der Hormone als auch die Zusammensetzung der Nahrung und der Einfluss der Essenszeiten dürfen nicht außer Acht gelassen werden.

Es ist meine Überzeugung, dass alle Ansätze längerfristig scheitern, die lediglich darauf abzielen, dass es nur auf die Kalorienmenge ankommt, die zum Abnehmen reduziert werden muss!

Haben wir uns aber die Basis der gesunden Keto geschaffen, kombinieren wir sie mit einer Strategie, die es uns ermöglicht, in ein Kaloriendefizit zu gelangen, ohne dabei den Stoffwechsel auszubremsen.

Intermittierendes – und Langzeitfasten

Intermittierendes Fasten ist eine Art Kurzzeitfasten, welches die tägliche Nichtessenszeit verlängert, ohne dabei die Kalorien zu reduzieren. Die gängigste Art ist ein 16h Nichtessenszeitfenster und ein 8h Essenszeitfenster. Wenn wir demnach unsere erste Mahlzeit um 12 Uhr einnehmen, die zweite um 16 Uhr und die dritte um 20 Uhr, dann haben wir einen 16/8 intermittierenden Fastentag.

Aus meiner Sicht ist das 16/8 Modell für jeden Menschen ausreichend, ein normales Alltagsmodell. Wir sollten nicht 12h lang am Tag essen. Drei Mahlzeiten pro Tag- innerhalb von 8 Stunden eingenommen- ergibt eine gesündere Alternative.

Der nächste Schritt wäre dann die Reduktion des Essenszeitfensters an einigen Tagen in der Woche auf 4h. Dies war für lange Zeit meine Lieblingsvariante: es nennt sich Warrior-Fasten. Hier reduziere ich von 3 Mahlzeiten auf zwei- mit einem mäßigen Kaloriendefizit von ca. 300 kcal.

Doch damit sich mein Stoffwechsel nicht an die verringerte Kalorienmenge „gewöhnt", indem er die Rate drosselt, führe ich diese Art Warrior Fasten nicht jeden Tag durch. Das Gleiche gilt für OMAD- „One Meal a Day" oder „Eine Mahlzeit am Tag". Die Erfahrungen der Frauen in meinen Trainings zeigten, dass es sich besser auszahlte, an 3-4 Tagen in der Woche normal 16/8 zu essen und an 2-3 Tagen Warrior 20/4 zu praktizieren. Am 7. Tag in der Woche ein Wasserfasten durchzuführen. Dies ist eine lohnende Strategie, um die Fett Verbrennung weiter zu fördern. Es sollte an den 16/8 Tagen keinesfalls an den Nährstoffen oder der Mahlzeitengröße gespart werden.

Diese Tage dienen außerdem der mäßigen Aktivität und Erholung. An diesen Tagen sind ausgedehnte Spaziergänge oder leichtes Schwingen auf dem Rebounder eine willkommene Unterstützung für Stressabbau und für das Fördern der Puls Rate in der Fettverbrennungszone. Je entspannter wir unsere drei Mahlzeiten einnehmen können, desto größer ist die Wahrscheinlichkeit der besseren Aufspaltung und Resorption der Nährstoffe.

An den normalen 16/8 Tagen legen wir großen Wert auf eine erhöhte Menge an Protein in der Nahrung. Wir verändern unsere Ratio wie folgt: 30% Protein/ 65 % Fette/ 5% Kohlenhydrate (KH). Es ist keine gute Idee, die KH anstelle der Proteine zu erhöhen, solange der Körperfettanteil deutlich zu hoch ist. Die moderate Steigerung der Proteine hat viele Gründe, die ich in dem Kapitel „Muskelaufbau" näher erklärt habe.

Mit dieser Strategie der ketogenen Ernährung nach Gesundwege Art- zusammen mit dem intermittierenden Fasten von 16/8 oder 20/4 und einem 24h Fastentag innerhalb einer Woche erreichen wir den nächsten nötigen Schritt. Es kommt zu einer Steigerung der Energie und der Verbesserung der Fettverbrennung. Letzteres sichert uns den effektiveren Zugang zu den eigenen Fettreserven und deren kontinuierlicher Abbau. Da wir aber mit einem Körper ausgestattet sind, dessen stärkste (Überlebens)-Strategie die Adaption, also die Anpassung ist, wird er sich nach einer gewissen Zeit auf unsere neu gesetzten Gewohnheiten einstellen und wir erreichen eine Art Plateau oder „Stillstand", wenn es um unser Körpergewicht geht.

Wenn ein längeres Plateau erreicht wird.

Es bleibt in unserer Keto- Performance nicht aus, dass wir von Zeit zu Zeit ein Gewichts- Plateau oder ein Körper-Kompositions-Plateau erreichen. Zweiteres ist dann gegeben, wenn wir bei gleichbleibendem Gewicht und trotz verschiedener Bemühungen mit der Essenszeitverschiebung oder Fastenlänge keine Veränderung in der Körperfettmenge und Körpermuskelmasse messen können.

> Jetzt ist es Zeit, erneut an den „Stellschrauben" zu drehen und dem Körper eine neue Herausforderung zu bieten. Das ist das Grundprinzip der Verbesserung der Gesundheit. Wir trainieren unseren Körper mit dem Setzen von gezielten Stresspunkten, sich an diese anzupassen, indem er sich „stark macht".

Weil wir wohl eher versucht sind solche Stressoren zu vermeiden, sind wir zu lange in der bequemeren Komfortzone geblieben, was dazu geführt hat, dass unser Stoffwechsel schwächer und unflexibler wurde.

Dies gilt es umzukehren, um mit der Gesundheit im Allgemeinen und mit der Bekämpfung von Lipödem oder anderen Stoffwechselproblemen im Besonderen erfolgreicher zu sein.

Ein weiterer Stressor könnte in diesem Zusammenhang sein, das Langzeit-Fastenfenster auf bis zu 48h ausweiten. Es ist etwas Anderes, einmal in der Woche für 24h zu fasten als einmal alle 14 Tage für 48 Stunden.

Warum?

Innerhalb der Keto-Adaption erreichen wir einen deutlichen Anstieg der Ketone Produktion, wenn wir länger als 24h keine Kalorien zu uns nehmen. Der Stressfaktor steigt, was demnach tiefer in den Signalweg von AMPK führt.

AMPK könnte man mit: „Abbau wird gefördert" übersetzen. Das bedeutet Abbau von defekten Zellfragmenten und kaputten Zellen (das nennt sich Autophagie oder Recycling) doch ebenso Abbau von Körperfett oder- was wir nicht wollen- Abbau von Muskelmasse.

Wenn wir Wasser Fasten und jedwede Nahrung ausschließen, dann wird Glykogen weiter reduziert und es kommen Hormone ins Spiel, welche zahlreiche Vorgänge im Körper anstoßen. Die Fettoxidation wird beschleunigt, was Ketone schneller und in höherer Anzahl bereitstellt.

Der Speicherzucker wird weiter reduziert und der Blutzucker stellt sich auf einem niedrigeren Niveau im Vergleich zum üblichen 16/8 Fasten ein. Dies löst die verstärkte Aktivierung von Glukagon aus- unserem stärksten Fettverbrennungshormon.

Die Effizienz, Triglyceride aus den eigenen Fettzellen zu verwerten, steigt an, um noch mehr Ketone für die Energieerzeugung zu kreieren und aufgepasst: ebenso, um neue Glukose herzustellen! Dies geschieht für die Zellen, die auf Zucker angewiesen sind.

Wenige unserer Körperzellen fordern immer Glukose als Brennstoff und werden niemals Fett adaptieren. Zu ihnen gehören einige Gehirnzellen, die roten Blutkörperchen, die Keimzellen oder Zellen der Nieren.

Wie setzt das unser Körper um?

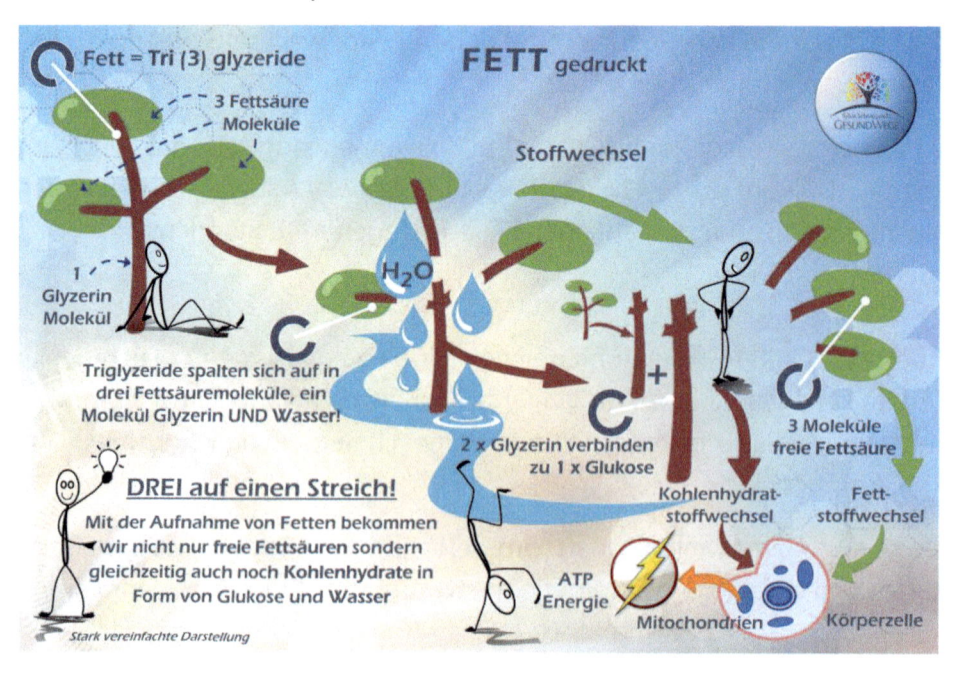

Das Triglycerid (zum Beispiel aus den Fettzellen) besteht aus dem Glycerid und den drei Fettsäureketten. Sie werden aufgespalten in einzelne Fettsäure Moleküle und diese werden in Ketone umgewandelt. Gleichzeitig - und das ist praktisch- werden die Glyceride durch Gluconeogenese in Glukose umgewandelt, um den Blutzucker zu stabilisieren und um die Zellen, die zwingend Glukose benötigen, mit Brennstoff zu versorgen!

Je höher der Bedarf an Glukose in der Fastenzeit ist, desto rasanter ist die Fettverbrennung, und zwar dann, wenn die Speicher leer sind, weil wir Sport im Fastenzustand treiben.

> Nach erfolgter Fett Adaption sind wir in der Lage, im Fastenzustand aus dem eigenem Körperfett Ketone, Glukose und Wasser herzustellen und unsere Zellen damit zu versorgen. Diese Erkenntnisse sind ziemlich aktuell.

Früher hatte man angenommen, dass für die Bereitstellung der Glukose im Langzeitfasten eher die Muskelmasse herangezogen wird.

Ein wichtiger Punkt hierbei ist allerdings, dass das Fasten auf die richtige Weise gebrochen wird. Gleichfalls an den Nicht- Fastentagen- zu denen ich die 16/8 Tage zähle- muss sichergestellt werden, dass man keiner „Low- Protein Ernährung" folgt. Andernfalls kommt man nicht mehr aus dem katabolen AMPK- Zustand heraus und der Körper baut weiter ab.

Die Fastenzeitfenster erweitern: vom IF zum LZF

Fasten lässt sich trainieren. Je regelmäßiger fasten geübt wird, desto leichter fällt es von Mal zu Mal und man kann die Fastenzeit ausbauen. Du kannst wie gesagt mit einem zeitreduzierten Essen beginnen. Wenn du drei Mal am Tag isst, dann lege diese drei Mahlzeiten in ein 8h Essenszeitfenster und faste 16h. Wenn das gut klappt, dann verteile deine Mahlzeiten auf ein immer kleineres Essensfenster und reduziere auf 6, dann 4 oder 2 Stunden. Natürlich reduzierst du dann automatisch auch die Anzahl der Mahlzeiten. In einem 2 Stunden Essenszeitfenster bringst du maximal 2 Mahlzeiten unter. Wenn du dies alles mehrere Male trainiert hast, kannst du auch ohne Probleme OMAD praktizieren, also nur eine Mahlzeit am Tag essen und so 24 Stunden fasten.

Wenn du beispielsweise am Tag A von 10 bis 11Uhr OMAD machst (1h Essenszeitfenster), und erst am folgenden Tag B ab 11 Uhr wieder zu essen beginnst. Wenn du am Tag B zum Beispiel erst um 18 Uhr wieder isst, dann bist du schon bei 31h fasten.

Diese Modelle bieten sich an, wenn man zunächst keinen ganzen Tag lang plus die Nacht fasten möchte und dennoch 1,5 Tage nichts gegessen hat. Der Stress reduziert sich aber unser Körper muss sich immer noch mit der neuen Situation auseinandersetzen. Das kannst du dann auch auf 36 Stunden ausdehnen (eine Nacht-einen Tag- und noch eine Nacht).

> Nach der ersten größeren Adaptionsphase, wenn
> - man die Lebensmittel kennt,
> - die Messungen über Monate eine gute Ketose anzeigen,
> - das Gewicht sinkt und
> - man sich dabei energetisch und genährt fühlt,
>
> dann ist die Zeit für den Ausbau der Fastenphasen gekommen.

Wir verlängern das Fasten schrittweise auf 48h, dann auf 60h und später auf 72h- immer unter der Voraussetzung, dass zuvor die Keto- Adaption stattgefunden hat und man sich die ganze Zeit über wohl fühlt und in der Kraft ist.

In dieser Zeit kann man Blutzucker Werte von 2,5-3 mmol/l bzw. 45 – 54mg/dl erreichen, was unter nicht Keto-Adaptions-Bedingungen zum Koma führen würde. (Dr. Volek)

Doch Menschen mit der Keto-Adaption bekommen schneller Energie, sind klar und leistungsfähig. Es liegt daran, dass die „Umschaltung" auf Fette eine große hormonelle Umstellung beinhaltet, die neue Stoffwechselpfade bedient und die dafür sorgt, dass unser Gehirn bis zu 70% seines Energiebedarfs aus Keton Körpern zieht und nicht mehr aus Zucker. Allein die restlichen 30% werden durch Leberglykogen gespeist. Die Leber stellt sich ebenfalls um, wie wir oben gesehen haben, und kreiert – bei schwindenden Zuckerreserven einen Glukose-Nachschub, indem sie Fette oder Proteine umwandelt (Gluconeogenese).

Warum ist Langzeitfasten nötig? Warum nicht nur intermittierend Fasten?

Es gibt einige Prozesse, die in unserem Körper nur stattfinden, wenn wir mindestens 48h ohne Nahrung sind. Eine große Anzahl der Gene verändern sich und sind dann deutlich aktiver.

Sie reparieren die DNS, reinigen den intrazellulären Bereich und regenerieren den Pischinger Raum- die Matrix!

Steifheit und Übersäuerungsgefühle verschwinden.

Einmal im Monat für mindestens 2-3 Tage reines Wasserfasten – erst recht, wenn man über 50 Jahre alt ist- wiegt schwerer als die fortlaufende Kalorienreduktion.

Bei der Variante der täglichen Energie Reduktion, springen diese Gene nicht an.

> Mit dem Fasten ist es wie mit dem Muskeltraining: Üben macht es besser und leichter und wer regelmäßig fastet, der kann seinem Körper damit einen enormen gesundheitlichen Vorteil verschaffen und die Risiken für chronische Krankheiten deutlich minimieren.

Wie ich mein 48h Fasten durchführe.

Ich führe wenigstens 1x im Monat ein 48h Fasten durch. Neben dem tieferen Eintauchen in die Ketose, der Beschleunigung der Fettverbrennung und dem gründlichen Leeren der Glykogenspeicher erreiche ich damit eine Freisetzung von Stammzellen und einen höheren Grad von Autophagie.

Dies bildet die Voraussetzung, dass in regelmäßigen Abständen alternde und fehlerhaft funktionierende Mitochondrien aufgelöst werden und die Neubildung von gesunden Mitos gefördert werden. Wie schon in meinem 1. Buch erwähnt, ist es eine Tatsache, dass beeinträchtigte Mitochondrien mit geringer Leistung bei der Zellteilung nur wieder reduzierte und fehlerhafte Mitochondrien hervorbringen.

Das setzt sich so weit fort, bis immer mehr von ihnen versagen und die Leistungsfähigkeit und Energie abfällt. Fasten -länger als einen Tag - stimuliert das körpereigene Recyclingsystem, was diese Mitochondrien aussortiert und entsorgt. Gleichzeitig fördert es die Neubildung gesunder und leistungsfähiger Mitochondrien.

So führe ich das Fasten durch:

Ich suche mir zunächst Tage im abnehmenden Mond heraus. Zu dieser Zeit fällt es mir leichter, da ich die Unterstützung der Mondenergie nutze. Die intermittierende Fasten App aktiviere ich, sobald die letzte Mahlzeit am Vortag gegessen wurde, nehmen wir als Beispiel 16 Uhr. Diese Mahlzeit enthält mehr als üblich Omega 3 Fettsäuren wie DHA und EPA plus Knochenbrühe. Beides hilft mir, dass die Zellen während der Fastenzeit bestens versorgt sind, die Muskelmasse geschützt wird und die Elektrolyte „in Check" sind. Dann ermittle ich meine Maße mit der Körperanalysewaage.

Am Morgen des 1. Fastentages habe ich um 8 Uhr schon 16h gefastet und trinke als erstes einen halben Liter Wasser mit Zeolith Pulver (Heilerde) und eine halbe Stunde später ein Glas Zitronenwasser mit etwas Zimt. Die Heilerde fördert die Ausschwemmung gelöster Toxine von der Nacht und die Zitrone plus Zimt hilft dabei, den Blutzucker zu senken, damit Glukagon eher aktiviert wird. Dann trinke ich schwarzen Kaffee zusammen mit etwas L- Theanin. Ich liebe es, wie dieses Lieblingsgetränk am Morgen meinen „Verstand schärft" und mich wach und fokussiert arbeiten lässt. Dieses Protein hilft dabei, dass es nicht durch Kaffee zu Herzklopfen oder Schwitzen kommt, was Koffein sonst manchmal auslösen könnte (32).

Da wir bei diesem Fasten die AMPK-Stoffwechselpfade aktivieren wollen, ist nun kein intensives Training angesagt, sondern eher leichte, aber ausgedehnte Bewegungsformen wie Walken, Spazieren oder Fahrrad fahren ohne Intensität. Du kannst auch ein Yoga praktizieren, das Dehnen und Drehen unterstützt die Vorgänge im Körper.

An den Tagen des längeren Fastens steht bei mir eher das ausdauernde Bewegungsprogramm auf dem Plan. So führe ich eine mehrstündige Wanderung durch den Wald durch oder arbeite im Garten.

Dabei bin ich in der Lage, trotz der erhöhten Stresssituation entspannt zu sein und meinen Nachtschlaf zu fördern. Am Abend unterstütze ich AMPK im Winter mit einer 30 Minuten Infrarot Sauna Sitzung und anschließendem Kaltwasser Guss.

Über den Tag hinweg trinke ich Kräutertee und ausreichend Wasser- manchmal mit einem Spritzer Apfelessig.

An diesen Tagen messe ich den Blutzucker/Blutketone Index drei Mal, um meine Stoffwechselperformance zu beobachten. Gerne setze ich mich 10 Minuten hin und aktiviere den sogenannten meditativen Bodycheck mit dem OURA-Ring, der mir anzeigt, wie hoch der Stresspegel tatsächlich ist, indem ich meine Herzraten Variabilitätsrate ermittle.

Ich wähle Tage aus, an denen es keinen vollen Terminkalender hat und ich in aller Ruhe mich um mich selbst kümmern kann. Gerne verbinde ich diese Zeit mit der Arbeit an einem größeren Projekt. Die geistige Klarheit wird weniger von körperlichen Verdauungstätigkeiten beeinträchtigt und erzeugt einen angenehmen Flow.

Wenn ich nach dem ersten Fastentag gegen 10 Uhr ins Bett gehe, sind schon 30h Fastenzeit vorüber. Am folgenden Morgen um 8 Uhr sind es schon 40h und so fahre ich fort, bis es zu meiner üblichen Nachmittags-Essenszeit zum Fastenbrechen kommt.

Fastenbrechen

Um 16 Uhr habe ich 48h gefastet. Jetzt ist es mir wichtig, dass ich mit einem Zitronenwasser oder einem Apfelessigwasser starte, weil dies die Verdauungssäfte weckt. Im Anschluss trinke ich eine kleine Tasse Knochenbrühe, was die Darmschleimhaut wieder etwas anfeuchtet, denn diese wird ein wenig trocken werden über die Fastenzeit. Dann esse ich ein mageres, ordentlich Stück Fleisch vom Weiderind oder Wild in Butter angebraten bzw. gekocht. Das war es schon. Erst am folgenden Tag starte ich mit einem Frühstück, welches Eier, Schafskäse und Oliven enthält und im weiteren Verlauf des Tages folgt dann wieder der Gründrink.

Ich esse erst in der zweiten Mahlzeit auch Gemüse, weil dann mein Verdauungstrakt schon wieder „auf Essen" eingestellt ist und es gibt so keine möglichen Autoimmunreaktionen.

Während des Fastens schrumpft der Magen ein wenig zusammen und die Darmschleimhaut wird etwas empfindlicher. Falls du unter Darmproblemen oder Allergien leidest, mag das Fastenbrechen mit Gemüse (oder bei einer High Carb Ernährung mit Früchten) nicht der allerbeste Weg sein. Gemüse auf leerem Verdauungskanal kann zu verstärkten Blähungen durch Fermentation führen, was in dem Fall Unwohlsein und Druck im Bauch bedeuten kann. Besonders Brokkoli könnte hier problematisch werden, da er eine bestimmte Zuckerart (Raffinose) enthält, die sich kaum aufbrechen lässt. Für einen leeren Verdauungskanal kann das schon eine Herausforderung sein.

Nach dem Fasten sind unsere Zellen besonders Insulin sensitiv. Das heißt, der Körper reagiert sehr sensibel auf kleinste Mengen Zucker. Versuche auf jeden Fall die Kombination von Zucker und Fett zu vermeiden. Durch den Insulinschub würde das Fett sofort in die Speicher gehen. Das verringert deinen Fastenerfolg.

Du kannst deine Fastenzeit auch so legen, dass du diese am Abend mit Apfelessigwasser und etwas Protein brichst. Dann schlafe noch eine Nacht und starte danach ganz normal in deinen nächsten Tag. So ist der Verdauungstrakt nicht überfordert und Protein triggert auch nicht gleich so stark Insulin und dein Körper kann sich langsam wieder auf die „Normalität" einstellen.

Meiner Erfahrung nach steigen die Ketone Werte auf 2,5 bis 4mmol/l und die Glukose Werte sinken von durchschnittlich 4,5 auf 3,5mmol/l. Mit einem Glukose-Ketone-Index von etwa 0,8-1,5 befindet sich mein Stoffwechsel innerhalb dieser Zeit in einem „therapeutischen Autophagie Zustand". Dies bedeutet gleichzeitig erhöhte Fettoxidation und Stammzellen Freisetzung. Über das Wasserfasten unter Keto Bedingungen in dieser Zeitspanne sind viele positive Studien entstanden und die gesundheitlichen Vorteile gegenüber langen Fastenkuren ohne Keto-Adaption liegen auf der Hand.

Fasten ist Abbau

> Sobald wir die Nahrung reduzieren bzw. fasten, fahren wir das Insulin und die mTOR-Stoffwechselpfade herunter, die für Aufbau, Zellteilung und Speicherung stehen. Wir stimulieren dagegen die anderen Pfadwege-jene, die den Abbau und das Recycling fördern: die Autophagie.

Um die Gesundheit zu bewahren, brauchen wir den Ausgleich zu mTOR - dem metabolischen Pfad des Aufbaus und der Speicherung. Es ist eine Voraussetzung, um die Struktur der Gewebe zu verbessern und funktionslose Zellen zu entfernen, bzw. abzubauen. Immerzu Aufbau führt zwangsläufig irgendwann zu Problemen. Es braucht immer einen Ausgleich und das ist hier der Abbau, die Autophagie.

Bezogen auf das Lipödem müssen wir mit allen natürlichen Reparatur Mechanismen, die unser Körper besitzt, dafür sorgen, damit das entzündungsfördernde Fettgewebe des Lipödems ebenfalls die Chance des Recyclings bekommt. Deshalb ist es nicht genug, sich gesund zu ernähren, es ist ebenso wichtig, stets Nichtessenszeiten -ja Fastenzeiten in die eigene Gesundheitsperformance einzubauen.

Fasten fördert die Freisetzung von Stammzellen mit vollständigen Telomeren

> Stammzellen sind kraftvolle, „jungfräuliche" Zellen, welche uns ermöglichen, Areale im Körper zu regenerieren und mit neuer Lebensenergie zu fluten. Sie besitzen zuerst keine Definition und sind in der Lage, jede defekte Zelle zu ersetzen. Erst an ihrem Ort der Bestimmung entsteht ihre „Identität" als Teil des jeweiligen Gewebes bzw. Organs.

Sicher hast du schon einmal von der Stammzellen Therapie gehört. Dabei werden sie einem Patienten in eine erkrankte Region des Körpers injiziert, damit dieses Areal sich schneller und gründlicher erholt und regeneriert. Es wird etwa nach Operationen, bei diversen Formen von Krebs oder als Mittel zur Reduktion des Verfalls durch hohes Alter eingesetzt.

Stammzellen fördern die Regeneration, weil sie neue zelluläre Lebensaktivitäten in den Gegenden des Körpers aktivieren, wo sie eingesetzt wurden. Dazu zeigt eine Studie, dass Stammzellen sogenannte „Tochterzellen "erschaffen, welche stärker und resilienter im Vergleich zu den ursprünglichen Zellen sind. Dies gehört zum normalen evolutionären Überlebensmechanismus von uns allen und ist somit Teil der Anpassungsfähigkeit. (34)

Welche Rolle spielen die Telomere in diesem Zusammenhang?

Telomere stellen eine sogenannte Schutzschicht bzw. eine Schutzkappe der Chromosomen-Enden unserer DNS im Zellkern dar. Sie schützen das Erbgut vor krankmachenden, zerstörerischen Einflüssen wie freien Radikalen oder Erregern. Man darf sie sich wie den Abschluss eines Schnürsenkels vorstellen: je kürzer diese kleine „Plastik-Röhre" ist, desto eher besteht die Gefahr, dass die Schnur sich an den Enden auflöst. Mit anderen Worten: je kürzer die Telomere, desto eher kann es zu Schäden in der DNS-Sequenz kommen. Bei Stammzellen sind die „Schürsenkel" komplett und die Telomere vollständig. Nun ist es so, dass bei jeder Zellteilung etwas von den Telomeren „abgeschnitten" wird. Das ist Teil unserer Kodierung und eine natürliche Begrenzung der Lebenszeit.

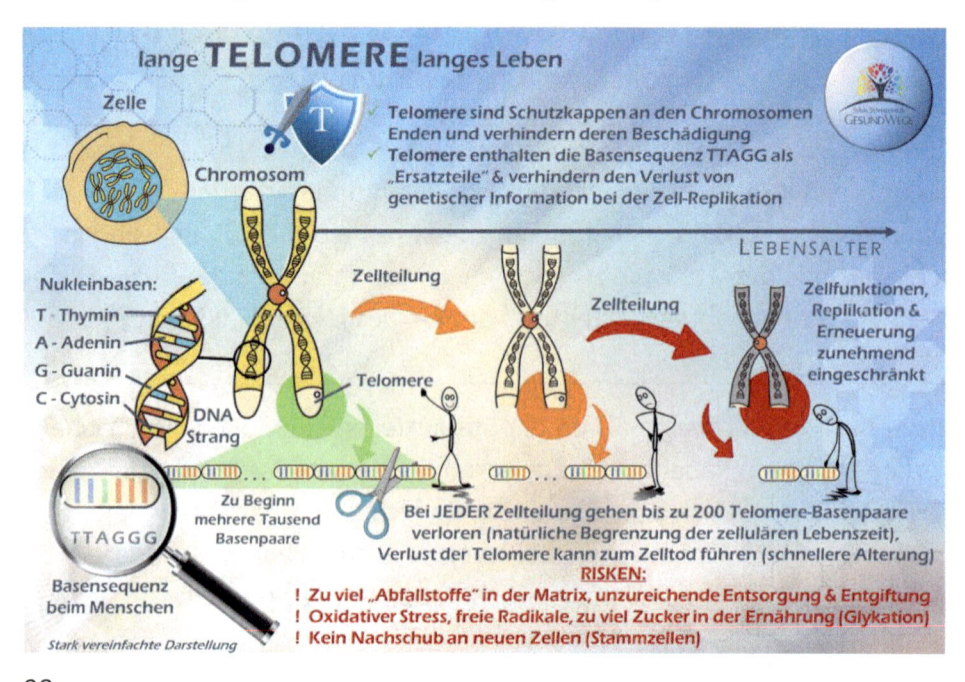

lange TELOMERE langes Leben

- Telomere sind Schutzkappen an den Chromosomen Enden und verhindern deren Beschädigung
- Telomere enthalten die Basensequenz TTAGG als „Ersatzteile" & verhindern den Verlust von genetischer Information bei der Zell-Replikation

LEBENSALTER

Zelle — Chromosom — Zellteilung — Zellteilung — Zellfunktionen, Replikation & Erneuerung zunehmend eingeschränkt

Nukleinbasen:
T - Thymin
A - Adenin
G - Guanin
C - Cytosin
DNA Strang

TTAGGG
Basensequenz beim Menschen

Zu Beginn mehrere Tausend Basenpaare

Bei JEDER Zellteilung gehen bis zu 200 Telomere-Basenpaare verloren (natürliche Begrenzung der zellulären Lebenszeit), Verlust der Telomere kann zum Zelltod führen (schnellere Alterung)

RISIKEN:
! Zu viel „Abfallstoffe" in der Matrix, unzureichende Entsorgung & Entgiftung
! Oxidativer Stress, freie Radikale, zu viel Zucker in der Ernährung (Glykation)
! Kein Nachschub an neuen Zellen (Stammzellen)

Stark vereinfachte Darstellung

Sind die Telomere nach einer Anzahl von ungefähr 48 Zellteilungen (Zyklen) gänzlich verschwunden, ist keine weitere Zellteilung mehr möglich. Die Zelle hat „ausgedient" und muss ersetzt werden. Das ist in jungen Jahren vergleichsweise einfach, machen doch Stammzellen immerhin ca. 8% aller Körperzellen eines jungen Körpers aus. Da unser Vorrat an Stammzellen jedoch endlich ist, versiegt dieser Jungbrunnen irgendwann und so haben 70-jährige nur noch einen sehr kleinen Anteil von Stammzellen unter 1%.

Der Ersatz von Zellen wird mit fortschreitender Lebenszeit folglich zunehmend problematischer und die Zellen, die am Ende ihres Teilungszykluses angelangt aber nicht ersetzt werden, wechseln in die Seneszenz. Und das sieht man uns an, wir werden alt. Seneszente Zellen sind Zeichen des Alterns. Sie tragen nichts zum Leben bei und sterben nicht. Dies haben Forscher im Jahr 2014 entdeckt.

Seneszente Zellen finden sich vermehrt im Fett, in den Muskeln, in den Blutgefäßen, im Gehirn, der Haut und den Nieren. Sie beeinträchtigen benachbarte Zellen, weil sie entzündungsfördernde Substanzen wie IL1, IL6 oder IL8 und unlösliche Proteine wie Fibronektin freisetzen.

Schon kleine Mengen solcher Zellen sind in der Lage, ganze Gewebe in Mitleidenschaft zu ziehen und altersbedingte Krankheiten zu begünstigen. In der Folge entstehen Insulinresistenz, Katarakte, Sarkopenie und viele Krankheiten mehr.

> Wenn die Anzahl der Zellteilungen durch die Länge der Telomere begrenzt und auch der Nachschub an neuen Stammzellen vergänglich ist, dann sollte es doch oberste Priorität haben, den Zeitraum zwischen den (begrenzten) Zellreplikationen so lang wie möglich hinauszuschieben, oder?
>
> Mit der Keto-Adaption und dem Fasten verfolgen wir genau dieses Ziel.

Noch einmal zur Erinnerung. Für Menschen, die sich vornehmlich auf Basis von Kohlenhydraten ernährt haben, bedeutet eine erfolgreiche Keto-Adaption, dass sich der Körper umstellt. Er wechselt den Hauptbrennstoff von Kohlenhydraten auf gesunde Fette in Form von Ketonen.

Wenn wir nach erfolgter Adaption zeitweise in ein Kaloriendefizit übergehen und das auch noch mit Fasten unterstützen, dann sichert uns diese Form der Energieerzeugung den effektiveren Zugang zu den eigenen Fettreserven und deren kontinuierlichen Abbau. Denn ohne Nahrung aufzunehmen, „essen wir unseren Körper" – an den Stellen, an denen wir es uns wünschen- am Fett.

Und jetzt aufgepasst! Stammzellen sind auch in unserem Fettgewebe „gespeichert" und wenn wir diese Fettzellen wieder verwerten, dann können auch diese Stammzellen wieder freigesetzt und zum Ersatz von ausgedienten Körperzellen verwendet werden. Durch Langzeitfasten freigesetzten Stammzellen bringen uns gleichzeitig erneut die volle Telomere-Länge „ins Spiel". Das hat einen verjüngenden Einfluss auf die Gewebestruktur. Wir tragen alle einen „Jungbrunnen-Speicher" mit uns herum, den zu aktivieren unserer Gesundheit und unserem Wohlbefinden in hohem Masse zuträglich ist.

Und es gibt einen weiteren enorm wichtigen Hebel.

Kranke, unterversorgte Zellen in einer verschlackten Matrix mit viel oxidativem Stress und anhaltenden Entzündungen sind in hohem Grad anfällig und teilen sich schneller, um die Grundfunktionen und Energieversorgung aufrecht zu erhalten. Die Uhr läuft schneller herunter!

Erkennst du, warum das Fasten auch hier einen so enormen Einfluss auf den Erfolg in der Gesundheitsverbesserung hat? Fasten unterstützt die Autophagie, den Abbau und damit die „Säuberung" unseres körpereigenen Universums. Es trägt zur Durchlässigkeit unserer Matrix bei und damit zu einer guten Versorgung unserer Zellen und Entsorgung von Abfallstoffen. Den Zellen geht es gut und wir unterstützen sie dabei, damit sie möglichst lange durchhalten.

Sogenannte Senolytika helfen dem Körper dabei, seneszente Zellen zu identifizieren und diese loszuwerden. Es gibt natürliche Substanzen, welche unseren Körper bei der Eliminierung von Zombie-Zellen große Dienste leisten. Zu den Bekanntesten zählen Quercetin und Fisetin. Wie so oft ist eine ausgewogene Ernährung der Schlüssel, aber es gibt auch Supplemente die ich abwechselnd selbst nehme:

- Querzetin, ein Flavonoid das seneszente Zellen reduzieren kann (35)
- Fisetin, ist ebenfalls ein Flavonoid, welches zu den stärksten Senolytika Substanzen zählt.
- Weitere wären: Theaflavin, NMN, Alpha- Liponsäure, Bromelain, PQQ, Acetyl Carnitin und Spermidin (ein Polyamin).

Fasten ist Musik für unsere Mitochondrien

Mitochondrien sind die kleinen Zellbestandteile, in denen sich die Energieproduktion für unseren gesamten Körper abspielt. Eine Zelle kann bis zu 2000 dieser Energiekraftwerke haben. Die erzeugte Energie, kurz ATP genannt, ist Voraussetzung, dass irgendetwas in unserem Körper passiert. Wir brauchen für alles Energie, haben wir keine, so fühlen wir uns schlapp und „energielos" im wahrsten Sinne des Wortes.

Wenn wir über die Mitochondrien reden, sind wir bereits im Inneren der Zelle. Nur kurz zur Erinnerung, zunächst einmal müssen wir nährstoffreiche Nahrung essen, damit überhaupt die „Rohstoffe" in unser System gelangen. Dann brauchen wir ein funktionierendes Verdauungssystem, um das Essen in für unseren Stoffwechsel verwertbare Bestandteile wie Glukose und Fettsäuren aufzuspalten und den Blutkreislauf, um diese in in alle Ecken unseren Körper zu bringen, zu den Zellen. Diese „schwimmen" sozusagen im Pischinger Raum und dessen Gesundheit, sprich Sauberkeit und Durchlässigkeit ist eine weitere wichtige Voraussetzung, damit die „Zutaten", Fettsäuren und Glukose, überhaupt erst einmal an die Kraftwerkspforte gelangen.

Wir erinnern uns, Glukose braucht dann noch Insulin als Pförtner, ohne den sich die Zell Tür für diesen Brennstoff gar nicht erst öffnet. Je tiefer wir in eine Insulinresistenz rutschen, desto schwerer wird es für die Zellen, weiter Energie zu erzeugen, denn weder Glukose noch Sauerstoff erreichen diese Zellen. So sind sie gezwungen, ATP (Energie) außerhalb der Mitochondrien und ohne Sauerstoff durch Gärung zu produzieren, was einen enormen Energieabfall bedeutet. Auf diese Weise entsteht Mitochondriopathie.

All diese „Vorbedingungen" sind auch von einem gesunden Stoffwechsel abhängig und jetzt gelangen Fettsäuren und Glukose schließlich ins Innere der Zelle und in die Mitochondrien. Was hier jetzt passiert ist erstaunlich.

Damit das Alles etwas greifbarer für dich wird, hier ein kurzer Ausflug ins Innere unserer Mitochondrien. In diesen kleinen Zellbestandteilen laufen unvorstellbar komplexe chemische Prozesse ab, die wohl ganze Bibliotheken füllen.

Das ist jetzt alles sehr stark vereinfacht und erhebt keinen Anspruch auf 100%ige Korrektheit, aber es soll dir zeigen, wie wichtig es ist, unseren Körper als Ganzes zu betrachten und das Alles ineinandergreift.

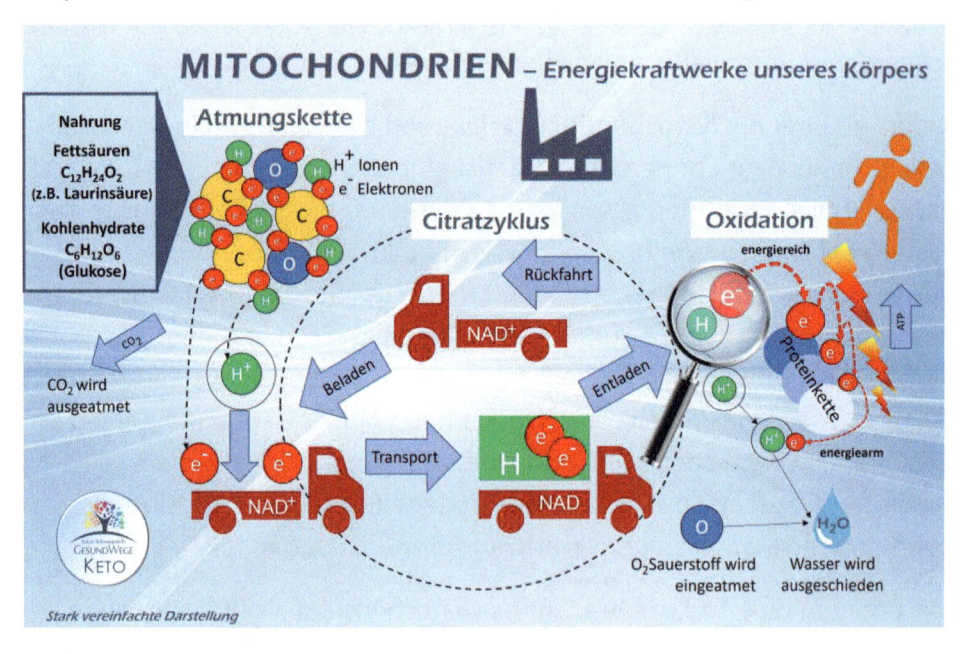

In Sciences Fiction Filmen werden wir Menschen mitunter als „Kohlenstoffeinheiten" bezeichnet. Die Grafik zeigt dir warum. Sowohl Fette als auch Kohlenhydrate bestehen aus den gleichen „Zutaten", Kohlenstoff (C), Sauerstoff (O) und Wasserstoff (H). Sie unterscheiden sich in der jeweiligen Menge und den daraus resultierenden elektrischen Ladungen.

In einem ersten Zyklus, der Atmungskette, werden Glukose- und Fettsäureverbindungen in vielen chemischen Reaktionen in ihre Bestandteile zerlegt. Kohlenstoff und Sauerstoff werden dann gleich als Kohlendioxid (CO_2) wieder ausgeatmet.

Worauf es ankommt, bei der Aufspaltung entstehen freie Elektronen sowie Wasserstoff-Ionen. Die Elektronen haben nach der chemischen Aufspaltung ein sehr hohes Energieniveau und das ist für die weitere Energiegewinnung von entscheidender Bedeutung.

Das war die Vorarbeit. Jetzt müssen die Elektronen aber noch zum „Brennofen" transportiert werden und auch das ist ein hochkomplexer Vorgang, der im Citratzyklus abläuft. Damit diese frei gelassenen negativ geladenen Teilchen nicht ungebremst durch die Gegend fliegen, braucht es ein Gegengewicht mit positiver Ladung, dass die diese Elektronen an sich bindet.

Hier kommen jetzt die die Wasserstoff-Ionen sowie NAD^+ ins Spiel. NAD (Nicotinamidadenindinukleotid) ist ein Coenzym, dass die Transportfunktion übernimmt. Einfach ausgedrückt, NAD^+ ist wie ein leerer LKW. Nun kommen all die Elektronen daher und diese müssen aufgeladen und „festgebunden" werden.

Der NAD^+ LKW hat eine einfache positive Ladung (dafür steht das +) und könnte daher auch nur ein Elektron (mit einer negativen Ladung) aufnehmen. Nun sind da aber auch noch die Wasserstoff-Ionen. Diese sind im weiteren Verlauf noch sehr wichtig und müssen auch mit. Das Wasserstoff-Ion hat nun ebenfalls eine einfache positive Ladung (H^+) und welch „glücklicher" Umstand, jetzt können zwei Elektronen mit auf den LKW, sicher verzurrt durch NAD und H (jetzt ohne + weil ja beide jeweils ein Elektron an sich gebunden haben).

Der NAD LKW fährt nun mit zwei Elektronen und Wasserstoff beladen zum besagten Brennofen, und damit zu Phase 3 (Oxidation), wo das Ganze an der Proteinkette oxidiert. Oxidation heißt Reduktion. Das bedeutet, der LKW wird entladen, NAD und H geben bereitwillig die (energiereichen) Elektronen and die Proteinkette ab, die dort schrittweise entlang der Kette oxidieren.

„Oxidieren" bedeutet, dass diese Elektronen eine immer etwas energieärmere Verbindung mit den Proteinen eingehen. Dabei wird ebenfalls schrittweise Energie (ATP) frei. Schrittweise ist hier entscheidend, da eine sofortige „Entladung" die Mitochondrien zerstören würde.

Am Ende der Kette wird das jetzt energiearme Elektron bereits vom H+ Ion erwartet und gemeinsam verbinden sie sich mit dem eingeatmeten Sauerstoff zu Wasser. Nachdem NAD die Elektronen abgegeben hat fährt es wieder als NAD$^+$ zurück und kann von Neuem beladen werden.

So kommen wir also zu unserer Energie und kaputte oder geschädigte Mitochondrien (Mitochondriopathie) sorgen für den gefürchteten Stromausfall. Wenn diese vielschichtigen und aufeinander aufbauenden Abläufe nachhaltig aus dem Gleichgewicht und gestört sind, dann läuft der Motor nicht mehr rund und nach und nach steigen immer mehr Teile dieser Kraftwerke aus der Energie Erzeugung aus.

Das Langzeitfasten- so meine Erfahrung- ist zu einem immer wichtigeren Teil der Gesundheitsverbesserung aufgestiegen. Ich habe erkannt, dass allzu reguläres Essen ohne echten Bedarf früher oder später zu Entzündungen, Darm Dysfunktionen, erhöhtem Langzeitblutzucker und zu Blutdruckerhöhung führt. Dies sind einige der Haupt-Ursachen für die bekanntesten chronischen Erkrankungen.

Unser Körper braucht die Zeit und die Ruhe, um innerlich „aufzuräumen", die Matrix sauber zu halten, Abfallstoffe abzutransportieren. Eine verschlackte, undurchlässige Matrix macht den Transport von Nährstoffen in die Zellen schwierig, es entsteht Unterversorgung und Energiemangel. Der Abtransport gestaltet sich ebenfalls zunehmend problematisch, es entstehen Abfalldepots.

All dies sind Ursachen für Entzündungen. Wir haben das bereits beleuchtet, Entzündungen sind konstante Energie- und Nährstoffräuber. Wir müssen alles daran setzten, chronische Entzündungen zu reduzieren bzw. zu vermeiden.

Denn auch innerhalb der Mitochondrien rauben Entzündungen etwas ganz Entscheidendes, nämlich NAD$^+$.

Wir haben gesehen, dass NAD⁺ absolut unentbehrlich für die ATP- (Energie) Produktion und damit für unser Energie-Niveau ist.

- je mehr NAD+, umso stabiler ist die DNS,
- umso besser funktioniert das Immunsystem,
- desto sicherer ist die Hormone Bildung und somit die Voraussetzung für einen leistungsfähigen Stoffwechsel.

Wenn wir lernen zu fasten, wird mehr NAD⁺ für all die wichtigen Aufgaben des Körpers zur Verfügung gestellt und das ist nicht nur selbstheilend, sondern ebenso lebensverlängernd (laut Dr. Sinclair – Epigenetiker und Autor des Bestsellers „Das Ende des Alterns".)

Nach der Umstellung auf die gesunde Form der Keto können wir schrittweise eine Insulinresistenz umkehren und Mitochondrien mittels Ketone wieder zur ATP-Produktion heranziehen. Das macht sich dann mit dem höheren Grad an Energie bemerkbar.

Es führt kein Weg daran vorbei. Wir müssen dafür sorgen, dass funktionslose oder beschädigte Mitochondrien abgebaut bzw. recycelt werden. Andernfalls würden sie immer nur fehlerhafte neue Mitochondrien hervorbringen, die wiederum nur wenig Energie erzeugen und so weiter.

Deshalb ist Autophagie unumgänglich, damit wir diesen alten Zell Müll entfernen, Stammzellen mit jungen und vollständigen Mitochondrien bilden und mehr Gesundheit gewinnen.

> Autophagie ist Abbau und mithin das Gegenteil von Aufbau. Wir brauchen den Ausgleich, ein Gleichgewicht. Um Abbau in Gang zu setzten müssen wir den Aufbau unterbrechen und das geht am besten, indem wir die Nahrungsaufnahme in regelmäßigen Intervallen stoppen und dem Körper Zeit zum Abbau verschaffen. Regelmäßiges Fasten ist besonders hilfreich, damit der Stoffwechsel sich anpasst und die „Umschaltung" auf Fastenmodus und Autophagie immer besser funktioniert.

Kapitel 8 Thermogenese für einen gesunden Stoffwechsel

Thermogenese der Kälte

Ich habe es mir zur guten Gewohnheit gemacht, morgens sofort kalt zu duschen. Das ist auch so ein zusätzlicher Stressor, dem ich meinem Körper aussetze, damit er es sich nicht „zu bequem macht".

Das praktiziere ich seit fünf Jahren: Sommers wie Winters. Für mich hat es den Vorteil, dass die Haut nicht entfettet, denn ich verwende eine selbstgemachte, rückfettende Bioseife und das kalte Wasser lässt meinen gesamten Körper gründlich durchbluten.

Nach dieser Dusche bin ich w a c h.

> Kälteexpositionen haben antientzündliche Effekte und können Schmerzen kurzzeitig lindern. Sie heben die Stimmung und stärken das Immunsystem. (36)

Diese Vorteile gewinnen an Gewicht, wenn wir gesund und vital alt werden wollen. Mir gefällt das Wohlfühlgefühl nach diesem morgendlichen Ritual.

Eine weitere Studie zeigt, dass Ganzkörper Kälteexposition Glutathion und SOD erhöht. Ersteres ist unsere stärkste „körpereigene Antioxidans" und SOD schützt uns ebenfalls vor oxidativem Stress.

Eine weitere Studie zeigt, dass regelmäßige Kälteexposition mehr braune Fettzellen aktivieren kann. Braunes Fett ist „gesundes Fett". Es verfügt über eine hohe Anzahl an Mitochondrien, weshalb es „braun" ist. Solch ein Gewebe wärmt und schützt uns und hebt unsere Stoffwechselrate an. (37)

Unter Kälteeinfluss werden Adrenalin und Noradrenalin stimuliert. Noradrenalin kann den Schlafzyklus verbessern und Neuronen Neubildung anregen, was eine gesteigerte Gehirn- und Gedächtnisleistung anregt.

Mein Ziel ist es, dass ich eines Tages mindestens eine halbe Stunde in einem März kalten See zu baden vermag. Die Effekte einer solchen Kältewirkung sind in der Lage, die Stoffwechselrate um 350% zu erhöhen, und das ausgeschüttete Dopamin um 250%!

> Dadurch kommt es nicht nur zu einer enormen Fettverbrennung, es fühlt sich gleichzeitig ekstatisch an!

Ein solches Kältetraining öfter einmal angewandt ist die nächsthöhere Stufe der körperlichen und mentalen Fitness! (38) Es kann dazu verwendet werden, sich darin zu trainieren, in der Kälte einen meditativen Raum zu schaffen, sich von negativen Emotionen zu distanzieren und somit immer „cooler" mit Stress aller Art umgehen zu lernen.

Mit dem Aushalten der Kälte bekommen wir eine gewisse Art von Kontrolle über das vegetative Nervensystem (was normal nicht leicht möglich wäre).

Studien mit dem 12-fachen Weltmeister im Eisbaden und in der Kälteexposition Wim Hof haben uns darin eines Besseren belehrt.

Mein Tipp: Wenn du dich für das Kältetraining interessierst und du fachkundige Anleitung brauchst, dann starte am besten damit, dass du dir die kostenlose Wim Hof App auf dein Telefon lädst und mit den Atemübungen und Duschen beginnst. Teste es einmal für 4 Wochen und schaue, wie es dir damit geht.

Regelmäßiges Kältetraining jeglicher Art hilft dem Körper dabei, sein inneres Thermostat feiner zu regulieren, und dies kann sich darin zeigen, dass wir uns in niedrigeren Raumtemperaturen wohler fühlen im Vergleich zu früher.

Wie könnte man ein solches Training beginnen?

Ein praktikabler Start ist, nach der warmen Dusche am Morgen, aufbauend von 10 Sekunden bis hin zu 1,5-3 Minuten eine kalte Dusche anzuhängen.

Im Winter könnte man barfuß im Schnee laufen, bei Bergwanderungen in einem eiskalten Bergbach kneipen, die Raumtemperatur um 2 Grad absenken und sich weniger dick einmummeln (kleiden).

Mein Tipp: Verwende die kalten Duschen, die Atemtechnik des Wim Hof und einige Körperübungen des Yoga und lasse deine mentale Kraft wachsen.

Die Verbesserungen durch Entzündungssenkung, das Trainieren der Durchblutung und des inneren Thermostats und das Stärken des Geistes sind wirkungsvolle Pluspunkte für den Weg aus der Stoffwechselschwäche in eine gesteigerte Gesundheit. Sie kosten nichts außer...einige Überwindung.

Zusammenfassend kann man sagen, dass kalte Duschen und Kaltwasseranwendungen folgende positive Effekte haben:

- Wir sind wacher und fokussiert,
- Anhebung der Stimmung,
- die Hydrierung der Haut wird unterstützt,
- Energiebereitstellung im Körper wird stimuliert
- Glättung der Haut,
- Anhebung der Stoffwechselrate,
- Verbesserung der Immunabwehr,
- die Blut- und Lymph-Zirkulation wird erhöht,
- es hilft bei der Regeneration nach einem Workout und unterstützt eine verbesserte Schlafqualität.

Hitze-Thermogenese durch Saunabad

Ein gesunder Stoffwechsel Lifestyle, ist die Grundlage, langfristig und nachhaltig die eigene Gesundheit zu verbessern und wie gesehen auch die eigenen Fettreserven abzubauen. Wenn dazu gezielt Workouts und andere kurzzeitige, aber wichtige Stressoren hinzugefügt werden, bleibt unser Körper in einer Balance zwischen Anspannung und Entspannung, Aufbau und Abbau und Aufnahme und Ausscheidung, Yin und Yang.

Ich habe einiger dieser Stressoren bereits beschrieben, die unseren Körper zur Anpassung veranlassen. Hier kommt ein Weiterer, die Hitze-Thermogenese.

Es ist wie bei allen anderen Stressoren. Wir setzen uns bewusst eine Zeit lang einer gewissen Art von Stress aus, um unseren Körper dazu zu bringen, sich anzupassen und sich für das nächste Mal „zu wappnen", das heißt stärker zu werden.

Der Stress eines Saunaaufenthalts ist ähnlich anzusehen wie jener, eines anstrengenden Workouts. Auf der zellulären Ebene passiert hier einiges. Die Finnen haben die Vorzüge des Saunabadens schon seit Jahrhunderten fest in ihrer Tradition und wachsen damit von Kindesbeinen an auf.

Gesundheitliche Vorteile einer Trocken-Sauna ab 70 Grad Celsius gibt es zahlreiche und entsprechend viele Studien. Was passiert konkret in unserem Körper, wenn wir in der Sauna schwitzen?

Nach etwa 5-10 Minuten beginnt der Schweiß zu rinnen.

So stimulieren wir die Ausscheidung verschiedener Toxine. Vor allem, wenn wir in den letzten Monaten einige Kilo Körperfett abgebaut haben, wurden auch die darin gespeicherten Gifte wieder freigesetzt. Zur Entgiftung dieser Stoffe braucht der Körper unsere Unterstützung. Andernfalls ist es möglich, dass wir uns damit eher belasten, weil der Körper sie an anderer Stelle erneut ablagert.

Eine Studie zeigt, dass sogar Rückstände durch Plastikweichmacher in der Sauna über den Schweiß ausgeschieden werden können. (39)

Nach 20-25 Minuten steigt die Herzrate an und einige Minuten später beginnt sich die Anzahl der weißen Blutkörperchen zu erhöhen. (40) Im gleichen Zeitraum erfahren wir eine Verfünffachung des Wachstumshormons!!(41)

Wir profitieren außerdem von weiteren Vorteilen für das kardiovaskuläre System durch vermehrten Blutfluss, verbesserte Sauerstoffversorgung und durch die Wirkung der einsetzenden Heat Shock Proteine! Was sind Heat Shock Proteine?

Unsere Gewebe bestehen aus Proteinen, welche eine drei-dimensionale Struktur besitzen. Um diese zu erhalten, müssen sie sich „falten" und „entfalten". Kommt es zu einer großen Hitzeeinwirkung, dann kann sich diese Faltung verändern. Wir kennen das vom Ei. Wenn wir es in die heiße Pfanne schlagen, färbt sich das Eiweiß schnell von durchsichtig auf weiß und wird fest.

In der Sauna könnte es im Körper zu „falschen" Protein- Strukturen führen, welche sich dann als Krankheiten manifestieren oder sich in Fehlfunktionen der Gewebe zeigen. Hier kommen die Heat Schock Proteine zum Einsatz. Sie gehören zum Körperschutz Mechanismus und werden freigesetzt, wenn wir uns großer Hitze aussetzen. Diese Proteine beschützen unsere Muskeln vor Fehl-Faltungen und damit vor etwaigen Schäden der Organe und Gewebe durch Hitze.

> Heat Shock Proteine helfen unserem Immunsystem dabei, dass Viren sich nicht mehr so leicht replizieren können. Sie üben einen Schutzmechanismus aus.

Nimmt man regelmäßiger Saunabäder in Anspruch, trainieren wir den Körper darin, unsere Gewebe vor Fehl-Faltungen zu schützen. Heat Shock Proteine sind eine adaptive Reaktion, die hilft, uns länger gesund zu erhalten. (42)

Nach 30 Minuten in der Sauna senkt sich schrittweise der Blutzucker, denn das Saunen verbessert die Insulinsensibilität. Gleichzeitig besteht das Risiko für eine etwaige Dehydrierung, wenn man nicht ausreichend vorgesorgt hat. Also ausreichend trinken.

Eine Studie hat gezeigt, dass sich ab 60 min in der Sauna, das Wachstumshormon um das 16-fache erhöht! (43)

Saunabaden und die damit verbundene Erhöhung der Körpertemperatur kann sich positiv auf jene Menschen auswirken, welche nicht sportlich aktiv sind, denn Schwitzen in der Hitze hat ähnliche Wirkungen wie ein Workout auf stille Entzündungen im Körper. Gleichzeitig können die Biomarker für chronisch erhöhten Blutzucker gesenkt werden. (44)

Welche Art Sauna ist besser: finnisch oder infrarot? Beide Arten haben ihre Vorteile und ich bevorzuge es, zwischen ihnen zu wechseln.

> Beide Sauna Möglichkeiten unterstützen uns dabei, zu entgiften. Vor allem dann, wenn wir schrittweise unsere Fettgewebe reduzieren, setzen wir immer wieder eingelagerte Toxine frei.

Die Leber arbeitet hart, um mit all den Stoffen zurechtzukommen und wir helfen ihr dabei, indem wir uns an das Saunabaden gewöhnen.

Was bedeutet Vollspektrum Infrarot? Infrarot Wellen bestehen aus drei verschiedenen Typen: Typ A, B und C.

Die Infrarot C Wellen sind die seichtesten. Sie dringen kaum 1mm in die Haut ein und erwärmen eher die Umgebung, so dass man sich angenehm entspannen kann.

Die Infrarot B Wellen dringen etwas tiefer in die Haut ein: ca. 2mm und erzeugen schon eine gewisse körperinnere Wärme.

Die Infrarot A Wellen sind am intensivsten: sie dringen bis zu 5mm tief in die oberen Hautschichten ein und sorgen dafür, dass die Körpertemperatur um bis zu 0,8 Grad Celsius ansteigen kann.

Dies ist ein therapeutischer Effekt, der einige Vorteile bietet. Mein Saunabad sollte nicht nur zum „Wohlgefühl" dienen, sondern mit einem solchen therapeutischem Effekt verbunden sein.

Saunen wird mit einer gesteigerten Langlebigkeit in Verbindung gebracht. Die amerikanische Langlebigkeits- Forscherin PHD. Rhonda Patrick hat viele weitere, Studien basierte Vorzüge des Saunens herausgefunden und veröffentlicht:

- Saunen verbessert die Ausdauer von Athleten.
- Es schützt vor Muskelschwund, wenn man längere Zeit nicht trainiert.
- Dabei verbessert es die Insulin Sensitivität.
- Saunen stimuliert BDNF, was die Bildung neuer Gehirnzellen anregt.
- Es wirkt wie ein Workout, ohne Sport zu treiben.

Siim Land – ein gewissenhafter Researcher, Biohacker und Bestseller Autor der Bücher „Metabolic Autophagy" und „Stronger by Stress" fand heraus, dass Saunen indirekt zur Entgiftung beiträgt. In Körper sind die meisten Toxine fettlöslich, das heißt in unseren Fettdepots gebunden.

> Saunen lässt in gewisser Weise den Inhalt der Fettzellen schneller schmelzen bzw. in Energie umwandeln, weil:
> - Die Hitze die Herzrate erhöht.
> - Die Hitze die Atemfrequenz steigert.
> - Die Hitze die Körpertemperatur anhebt.

All dies sind Zeichen von Stress. Durch die Sauna wird Adrenalin und Noradrenalin ausgeschüttet, was dem Körper helfen soll, mit der Hitzeeinwirkung umzugehen- das innere „Thermostat" zu justieren.

Alle drei Punkte sind ebenso zutreffend, wenn wir ein Workout absolvieren. Hier setzen wir ebenfalls unseren Körper erhöhtem Stress aus, damit er sich „anpasst" und neues Muskelgewebe bildet, die Lungenkapazität erweitert oder Ähnliches.

In der klassisch finnischen Sauna ist es deutlich heißer als in einer Infrarotsauna. In beiden Sauna Möglichkeiten wird bis zu einem gewissen Grad ein Schutzmechanismus in unserem Körper aktiviert, der sich mit der Langlebigkeit in Verbindung bringen lässt, das sind die erwähnten die Heat Shock Proteine!

Wir üben uns darin, mit Stress umzugehen.

Je regelmäßiger wir unseren Körper mit Hilfe der Sauna zur „Anpassung" trainieren, desto größer ist die Wahrscheinlichkeit der besseren Stoffwechselfunktionen und effektiveren Fettverbrennung.

> Und wenn Fette verbrannt werden, dann setzt dies Toxine frei, die mit Hilfe der Saunagänge leichter ausgeschwitzt werden können. Durch regelmäßiges Saunaschwitzen kann es zu verbesserter Entgiftung von Weichmachern und Schwermetallen wie Arsen, Blei oder Quecksilber kommen.

So darf man davon ausgehen, dass durch das Saunen die Stoffwechselfunktionen, die Fettverbrennung und der Umgang mit Stress trainiert werden. Alles Aspekte, welche sehr gut in das ganzheitliche Konzept eines gesunden Stoffwechsel-Life-Styles und Förderung von Langlebigkeit hineinpassen.

Keine Angst, beim Schwitzen scheidet man kaum Kalium oder Magnesium aus, sondern hauptsächlich Natrium Chlorid. Deshalb trinke beim Saunen immer ausreichend Wasser, am besten mit etwas Salz.

Saunabaden ist für fast alle Menschen verträglich. Von den allermeisten Menschen – einschließlich Kindern- wird die Sauna vertragen. Wer schwer herzkrank ist, sollte das Saunen allerdings unbedingt mit einem Arzt absprechen. Was sich von selbst versteht: niemals alkoholisiert ins Schwitzbad starten.

Die Infrarotsauna wird nicht so heiß, wie die finnische Sauna und wirkt eher wie das Sonnenlicht mit Wärme im nicht ultravioletten Licht Bereich. Durch die Einwirkung des Infrarotlichts wird die Wärme tiefer in der Haut erzeugt und weniger in der Umgebung, der Luft. Infrarotstrahlen liegen außerhalb des für den Menschen sichtbaren Spektrums. Die Besonderheit von diesen Strahlen ist, dass sie Wärme, anstelle von Helligkeit fördern.

Viele Menschen nutzen diese Art nur zur Entspannung oder für die Schmerzlinderung.

Für mich steht an erster Stelle, dass das Saunen die Zirkulation, die Sauerstoffversorgung und die Fettoxidation zusammen mit der Entgiftung verbessert. Es liegt auf der Hand, dass Toxine nicht nur mobilisiert, sondern auch ausgeschieden werden müssen: über das Blut, den Urin oder den Schweiß. Saunen ist hier ein wichtiger Helfer.

Sauna ist kraftvolles Werkzeug für die kardiovaskuläre Gesundheit, für die Reduktion von Entzündungen und das Autoimmungeschehen und für eine verbesserte lymphatische Zirkulation. Saunen steigert Noradrenalin, welches uns „großartig und wach fühlen" lässt, denn der BDNF steigt. Dies wiederum wirkt sich positiv auf die Gedächtnisleistung und Erinnerungsfähigkeit aus.

Der BDNF (Brain-Derived Neurotrophic Factor) unterstützt die Befeuerung und die Neubildung von Nervenzellen und Synapsen.

Die Regelmäßigkeit des Saunens verbessert das körpereigene „Thermostat", der Stoffwechsel wird angeregt und mehr Sauerstoff und Nährstoffe kommen zu den Zellen, weil das Blutvolumen sich erhöht, schneller rote und weiße Blutkörperchen gebildet werden – nicht zuletzt wegen des gesteigerten Wachstumshormons!

Menschen, die über Jahre 4x in der Woche in die Sauna gingen, hatten eine 40-prozentig geringere Sterblichkeit im Vergleich zu Personen dieser Region ohne Saunabesuch.

Wenn das keine Argumente fürs Saunen sind…?

Was ist beim Saunen zu beachten?

Solange du ein ausgeprägtes Lipödem hast, ist eine Kälteanwendung eher zu befürworten als die heiße Sauna.

Mit dem Saunen kann man dennoch leicht beginnen. Eine Infrarotsauna lässt sich auf 30 oder 40 Grad einstellen und dann langsam steigern. Beine hochlagern erleichtert das Sitzen.

Achte auf Hydrierung und auf genügend Elektrolyte.

Steigere deine Saunagänge in Temperatur und Frequenz. Beginne bei 1x die Woche mit 35-40 Grad und steigere in deinem Tempo und nach eigenem Ermessen: beispielsweise auf 3x die Woche mit 50-60 Grad Celsius Infrarot. Wenn du die finnische Sauna bevorzugst, dann kannst du auch hier langsam steigern, von den unteren Sitzbänken und kürzerer Zeit hin zu den oberen Reihen und einem längeren Aufenthalt.

- Das Saunabaden hilft uns bei: der Entspannung von Muskelpartien und Verhärtungen.
- Es verbessert die Zirkulation von Blut und Lymphe und unterstützt die Entgiftung.
- Saunen erhöht die Sauerstoff- und Nährstoffversorgung durch mehr Blutfluss zu den Organen.
- Es steigert die Regenerationsfähigkeit und hebt die Immunabwehr
- Saunen hilft gegen Steifheit und Übersäuerung der Gewebe, verbessert die Fettoxidation und ATP-Erzeugung.
- Es sensibilisiert unser inneres Thermostat und erleichtert den Umgang mit physischem und psychischem Stress.

Und denke immer daran, nichts geht von heute auf morgen. Alles, worüber ich in diesem Buch schreibe, braucht seine Zeit und jeder hat seine ganz individuellen Voraussetzungen. Es geht nicht mit der Brechstange und du musst deinem Körper Zeit geben, sich auch auf diese neuen Anforderungen einzustellen. Also höre auf deinen Körper und finde bei Allem deine, dir passende Geschwindigkeit.

Kapitel 9 Mitochondrien stärken und Jugendlichkeit mit Infrarotlicht

Wir müssen noch einmal auf unsere kleinen, aber so kraftvollen Zellkraftwerken, die Mitochondrien zurückkommen. Wir haben gesehen, dass sie für die Energie und die damit verbundene Leistungsfähigkeit verantwortlich sind. Doch ihr Einfluss ist noch um Einiges größer.

> Sie bestimmen, wie wir funktionieren. Sie beeinflussen, was wir im Leben umsetzen und regulieren sogar, wie wir uns fühlen. Sie entscheiden, wie unser Körper auf unsere Umwelt reagiert – ja zu reagieren in der Lage ist!

Dabei besitzen sie eine eigene DNS, die nicht mit jener unserer Zellen übereinstimmt und man darf sie folglich als eigenständige Lebewesen in uns betrachten, von deren Gesundheit und Unversehrtheit unser Leben abhängt.

Jede Zelle des Körpers enthält hunderte bis tausende Mitochondrien und jene, welche am leistungsfähigsten sind und die meiste Energie brauchen, besitzen sogar zehntausend oder mehr. Das betrifft die Zellen des Gehirns, des Herzens und der Augen Iris.

Deshalb sind diese Organe unseres Körpers zuerst in Not, wenn wir weniger Energie zur Verfügung haben.

Dysfunktion der Energiekraftwerke

Unser körperliches Altern ist die Hauptursache, weshalb wir zwischen 30 und 70 Jahren einen 50%igen Rückgang der Leistungsfähigkeit der Mitochondrien haben. Mit dieser Reduktion wird unser Körper zunehmend anfällig für chronische Krankheiten aller Art und für Gedächtniseinschränkungen.

Wir sollten also unseren Fokus auch darauf richten, die Leistungsfähigkeit der Mitochondrien so lange wie möglich zu erhalten.

Was sie dringend benötigen, ist:

- Sauerstoff
- Wasser
- Licht
- Nährstoffe
- Schutz vor Umweltgiften und Strahlenemissionen

Licht verändert das Wasser

Unser Körper besteht zum überwiegenden Teil aus Wasser. Wasser ist so elementar, dass keine einzige Funktion unseres Körpers ohne es arbeiten kann.

Das gilt ganz besonders für die Mitochondrien, deren Leistungsfähigkeit zudem erheblich gesteigert werden, wenn sie genügend Zugang zu Sonnenlicht oder Licht im Infrarotbereich haben. Dies hängt mit einem weitgehend unbekannten Fakt zusammen.

> Es gibt einen 4. Aggregatzustand des Wassers. Ein Wissenschaftler namens Dr. Gerald Pollack (45) hat es entdeckt. Diese Wasserform befindet sich zwischen gasförmig und flüssig und wird „Exclusion-Zone Wasser" - EZ- Wasser genannt.

Diese besondere Wasserform ist für die Funktionalität unserer Mitochondrien von hoher Bedeutung.

Was EZ-Wasser genau bewirkt.

Ist in unserem Körper nicht genügend EZ-Wasser vorhanden, dehydriert er schneller und wir bekommen gesundheitliche Probleme. Die Lymphe bewegen sich langsamer, die Entgiftung und Ausscheidung von Toxinen ist ausgebremst. So haben Entzündungen ein leichteres Spiel.

Mitochondrien sind auf dieses Wasser angewiesen. Sie können sonst nicht funktionieren, denn dieses Wasser besitzt eine negative Ladung. Je stärker die Negativladungen im Körper sind, desto besser für alle Zellen.

Licht hat einen großen Einfluss auf unsere Stimmung, auf die Entzündungen und auf die Leistung von Gehirn-Herz-Augen. Warum? Weil in diesen Geweben die meisten Mitochondrien aktiv sind.

Man findet EZ-Wasser in Pflanzen, im frischen Quellwasser oder im Gletschereis. Einmal mehr ist eine ausgewogene Ernährung wichtig aber wir haben darüber hinaus auch die Möglichkeit, das Wasser in uns in EZ-Wasser umzuwandeln. Hier kommt Licht ins Spiel.

Sonnenlicht und Infrarotlicht

Mit Licht können wir viele der wichtigsten Heilungsprozesse beschleunigen. Es hilft dem Körper dabei, schneller ATP- unsere Energieeinheit- zu produzieren. Und dies verdanken wir dem Umstand, dass Licht Mitochondrien „weckt", indem wir mehr von dem EZ-Wasser zur Verfügung stellen. Damit fällt es unserer Haut leichter, gesundes Kollagen aufzubauen. (46)

Jetzt ist es auch besser verständlich, warum – neben der Herstellung von Vitamin D- Sonnenlicht eine solche Wohltat für den gesamten Körper ist. Sich jeden Tag einige Minuten unbedeckt, ohne Sonnenbrille und Sonnenschutzcreme dem Sonnenlicht aussetzen (soweit sie sich blicken lässt), versetzt das Wasser in uns in Schwingung und in unseren Zellen bildet sich EZ-Wasser.

Mit der Infrarot-Therapie-Technologie können wir die Vorteile der Sonne nutzen, Wetter unabhängig und ohne UV-Strahlen. Das Baden im Infrarotlicht ist sicher und effektiv und besitzt keine nachteiligen Nebenwirkungen.

Die Infrarot-Lichttherapie ist nicht zu verwechseln mit der Infrarot Sauna aus Kapitel 8. Hier geht es jetzt nicht um Wärmebehandlung, sondern um Licht im Infrarot Bereich. Dieses genau definierte Licht wird von den Fotorezeptoren unserer Zellen aufgenommen.

Einmal absorbiert, löst die Lichtenergie eine Reihe von Stoffwechselereignissen aus, die auf zellulärer Ebene natürliche Prozesse des Körpers auslösen.

Die Infrarot-Lichttherapie fördert

- die Entgiftung und Schmerzlinderung,
- den Abbau von Muskelverspannungen,
- Entspannung generell,
- die Durchblutung,
- Gewichtsverlust,
- Hautstruktur Verbesserung (47),
- Abschwächung von Nebenwirkungen bei Diabetes,
- die Stärkung des Immunsystems
- eine Senkung des Blutdrucks und
- die Verbesserung des Lymphflusses. (48)

Die LED Rotlicht Therapie kann sich positiv auf die Regeneration der Mitochondrien auswirken, da gezeigt wurde, dass diese Form des Lichtbadens den oxidativen Stress auf die Zellen reduziert. (49)

Diese spezielle Methode der LED-Infrarotlichttherapie wirkt sich positiv in Bezug auf Flüssigkeit, Fett, Protein und Hyaluronsäure bei Lymphödem aus.

Die gesamte Mikrozirkulation wird verbessert, eine Abnahme der Gliedmaßen Umfänge und damit wird eine deutliche Verbesserung der Lebens- und Alltagsqualität erreicht. (50)

Ich habe mir vor einigen Jahren ein LED Infrarot Licht Panel gekauft und versorge meinen Körper in den wolkenreichen Wintermonaten mit bequemen Ganzkörper-Lichtduschen. Diese simple Maßnahme ist nur ein wichtiges Bausteinchen, um die Aktivierung der Mitochondrien voranzubringen.

Vor sechs Jahren erhielt ich die Diagnose, dass die Leistungsfähigkeit meiner Mitochondrien um die Hälfte nachgelassen hatte.

Das war alarmierend und veranlasste mich, meinen Blickwinkel zu erweitern und auch meine Bemühungen zu intensivieren, die Bildung gesunder Mitochondrien nach Kräften zu unterstützen, und mein „Energie- und Lebensruder" herumzureißen. Vieles davon findest du in diesem Buch.

Seither bin ich mit wachsender Energie „auf Kurs". Ich habe meinen Weg gefunden, um mein Lipödem zu stoppen und um gegen Insulinresistenz und Zuckerabhängigkeit anzugehen. Ich habe ebenso meine Gedächtnisleistungen stark verbessern können. Dabei fühle ich jeden Tag, wie die Körperchemie mit einem großen, andersartigen Schwung arbeitet. Diese Energie hat eine Qualität, wie ich sie nicht einmal in meiner Jugend kannte!

So fällt es mir leichter, konzentriert zu sein, mit Freuden Sport zu treiben (was nicht immer so war!), eine positive Grundstimmung zu pflegen und mich voller Enthusiasmus und Elan meinen Projekten zu widmen. Die stetig kleinen Lifestyleanpassungen „tragen mit der Zeit immer mehr Früchte".

Jeder, der seine Gesundheit und Leistungsfähigkeit verbessern möchte, braucht das Wissen um die Möglichkeiten, wie die Funktionalität unseres Körpers auf ganzheitlichem Wege gesteigert werden kann.

Dabei reicht das Wissen allein nicht aus, wir müssen ebenso die Bereitschaft entwickeln, stetig kleinere Veränderungen – Herausforderungen - im Leben anzunehmen und zu integrieren. Viele Puzzleteile ergeben ein immer besseres Bild von den Möglichkeiten unseres eigenen Handelns zum Wohle von Körper und Geist.

Kapitel 10 Aktiv leben, Lipödem und Wassereinlagerungen reduzieren

Wie Ödeme entstehen können

Ödeme sind abnormale Ansammlungen von Flüssigkeiten in den Geweben: entweder innerhalb von Zellen oder in den Zellzwischenräumen.

Stellt man sich eine 72kg schwere Person vor, dann besteht sie zu 60 % aus Wasser, das sind ca. 42 Liter. Dieser Anteil teilt sich auf in zirka ein Drittel extrazellulärem Wasser (14 l) und zwei Drittel intrazellulärem Wasser (28l). Das extrazelluläre „Wasser" unterscheidet sich wiederum in Gewebewasser und intra vaskulärer Flüssigkeit – unser Blut. Körperwassers hält unseren „Lebenssaft" flüssig. Es fließt durch ein geschlossenes System, unseren Blutkreislauf. Dabei transportiert es Substanzen zu und von den Gewebezellen. Damit das Plasma aus dem Blut nicht unkontrolliert in die Gewebe sickert, braucht es Albumin.

Noch einmal zur Erinnerung. Albumin ist das Protein, welches das Wasser ans Blut bindet, es an sich zieht oder saugt, so dass ein gewisser Druck oder besser Sog in den Kapillaren aufgebaut wird. Dieser wirkt in gewisser Hinsicht dem Herzdruck entgegen, der das Blut durch das System drückt und verhindert, dass zu viel Flüssigkeit aus den Kapillaren in den extrazellulären Raum und in die Gewebe gelangt.

Je mehr Albumin, desto höher ist dieser onkotische Druck oder sog. Herzdruck und onkotischer Druck sind fein austariert, damit genau die richtige Menge an Flüssigkeit des Blutes mit entsprechenden Nährstoffen und Sauerstoff durch die Poren der Kapillaren austreten und zu den Zellen gelangt.

Albumin wird in der Leber gebildet. Wenn die Leber zu stark belastet ist, dann ist die Albumin Herstellung eingeschränkt und dies kann dazu führen, dass der onkotische Druck nicht aufrechterhalten werden kann und absinkt.

> Die Druckverhältnisse zwischen Herzdruck und onkotischen Druck können so gestört, und die Kapillaren „williger werden", zu viel Flüssigkeiten in den extrazellulären Raum zu entlassen. Das birgt das Risiko von Ödemen.

Das ist bei einer nichtalkoholischen Fettleber, bei einer Alkoholleber oder anderen Leberkrankheiten zu beobachten. Die gestauten Flüssigkeiten in den Geweben müssen dann vom Lymphsystem aufgenommen werden, um diese wieder dem Kreislauf zuzuführen. Da das Netz der Lymphbahnen kein Herz hat, muss es durch uns aktiv bewegt werden. Das bedeutet, für den Abtransport des gestauten Wassers in den Geweben braucht es körperliche Bewegung.

> Werden die Lymphe nicht regelmäßig bewegt – wie es oft bei Lip- und Lymphödemen der Fall ist- schwellen diese extrazellulären Partien mit Flüssigkeitsansammlungen weiter an.

Es besteht die weitere Möglichkeit, dass die Gefäße selbst nicht mehr in Takt sind. Durch stille chronische Entzündungen können sie versteifen oder verstopfen. Allem voran ein lebenslang hoher Zuckerkonsum hat einen krankmachenden Einfluss auf die Kapillar-Gesundheit, was zu Gefäß Verletzungen, Gefäßverschlüssen und zu Nekrosen führen kann.

Sind die Gefäßinnenwände verletzt, werden die porösen Spalten, durch die der normale Stoffaustausch zwischen Blut und Zellen Geweben stattfindet, größer und dann sickern ebenso voluminösere Partikel und Substanzen durch die Kapillaren in den Pischinger Raum - beispielsweise das Albumin.

Wenn Albumin in den Pischinger Raum gelangt, hat das gleich zwei bedenkliche Folgen. Einerseits ist weniger Albumin in den Kapillaren und der onkotische Druck im Inneren der Blutgefäße, der das Wasser in die Kapillaren zieht sinkt.

Da das Albumin nun aber außerhalb der Kapillaren in der Matrix ist, kehrt sich der Effekt noch um, er verdoppelt quasi seinen Effekt, denn nun ist der onkotische Druck außerhalb der Kapillaren und zieht zusätzlich Wasser in die Matrix hinaus.

> Dieses Protein wirkt im Zellzwischenraum wie ein Magnet für Wasser und sorgt dafür, dass diese Flüssigkeiten in die Gewebe absacken und Ödeme bilden. Gleichzeitig verringert sich das Plasmavolumen, weil es schwieriger ist dieses im Blutkreislauf zu behalten. Der Blutdruck kann abfallen und es können weniger Sauerstoffmoleküle und Nährstoffe transportiert werden. Müdigkeit, Erschöpfung und schwere Gliedmaßen sind die Folge.

Was ist zu tun, wenn wir ein Problem mit Ödemen haben?

Zuerst sollte immer abgeklärt werden, ob die Ödeme keine Organschäden anzeigen. Bei Schwellungen der rechten Seite, kann dies einen Bezug zur Leber haben.

Bei Stauungen in den linken Extremitäten könnte es auf eine Herzbeeinträchtigung hinweisen. Bei wiederholten Ödemen ist es in jedem Falle ratsam, die Nierenfunktion zu überprüfen.

Kann dies alles ausgeschlossen werden, dann können wir davon ausgehen, dass die Ödeme entweder durch die Ernährungsumstellung vorübergehend erscheinen, eine Dysfunktion der Gefäße zu Grunde liegt oder Hormone eine Rolle spielen (zum Beispiel die Schilddrüse).

All dies sollte abgeklärt werden, wenn Ödeme immer wieder auftreten. Neben der ärztlichen Behandlung gibt es einiges, was wir tun können, um uns bei Ödemen Erleichterung zu verschaffen.

Hier sind meine Tipps:

- Sooft es der Tag erlaubt, die Beine hochlegen.
- Stützstrümpfe tragen.
- Bürstenmassagen, um den Fluss der Lymphe anzuregen.
- Den Meridianpunkt in der Senke zwischen dem 1. Und 2. Zeh mit beiden Daumen abwechselnd Richtung Fußrücken massieren (dieser Punkt hat Einfluss auf das gesamte Lymphsystem).
- Tiefe Zwerchfellatmung praktizieren, um mit dem Zwerchfell die Bewegung der Lymphe anzuregen.

Für eine bessere Gesundheit der Gefäßwände:

- Mit der ketogenen Ernährung geben wir unserem Körper die „Lebensbausteine", mit deren Hilfe er neue Zellen bilden kann: Qualitätsproteine und Fette.
- Den Entgiftungsstau in der Leber durch tägliche größere Mengen grünen Gemüsen, Blatt- und Algengrüns reduzieren.
- Auf Zucker und hochglykämische Kohlenhydrate verzichten, um Leberfett abzubauen.
- Ein gewisses Essenszeitfenster einhalten und zu fasten.
- Auf Hydrierung zu achten.
- Die Leber mit Kräutertees und Mariendistel zu unterstützen.
- Sich täglich ausreichend zu bewegen.
- Auf Alkohol und rauchen zu verzichten und die Medikamenteneinnahme erneut zu überprüfen.

Vor meiner Umstellung auf die Ketose litt ich hin und wieder unter Ödemen. Ab dem 2. Jahr nach der Adaption kaum mehr, ab dem dritten blieben sie aus.

> Ernährungs- und Lifestyle Fehler auszugleichen, geschieht nicht über Nacht, aber wenn unser Körper die Gelegenheit durch Kontinuität erhält, sich immer wieder neu einzustellen, dann wird dies zu einigen Verbesserungen führen.

Ödeme sind unangenehm, aber wenn sie in Begleitung eines Lipödems auftreten, gibt es durchaus Chancen, dass sie sich zurückentwickeln und eines Tages wegbleiben. Steinklee als Tee oder in Kapseln hat mir persönlich in der ersten Zeit geholfen, die Spannungen zu reduzieren, und sorgte dafür, dass die Ödeme oft über Nacht wieder verschwanden.

Salben mit Rosskastanie und OPC sind hier eine ergänzende alternative Methode, um das Gefühl in den Beinen zu verbessern und die Schwere zu nehmen.

Beides sind pflanzliche Naturheilmittel, welche die Gefäßwände stärken und elastischer machen.

Ich möchte an dieser Stelle den allgemeinen Entgiftungsstau der Leber durch HPU erwähnen, weil er ebenfalls zu Ödemen führen kann. Bei dieser leider von der Schulmedizin nicht anerkannten Stoffwechselstörung ist der Abbau von fehlerhaften roten Blutkörperchen erschwert – siehe Kapitel HPU.

Aufgaben und Funktionen des Bindegewebes

Das Bindegewebe besteht aus festeren und flüssigen Bestandteilen. Die Ersteren sind eher Band-förmige, reißfeste und Kollagen-reiche Fasern, welche für die Stabilität, Elastizität und den generellen Halt von Geweben und Organen sorgen. Das oberflächige Bindegewebe liegt in der Unterhaut und besteht hauptsächlich aus lockeren Faszien-, Gewebe- und Fettzellen. Dieses Gewebe verbindet die Organe miteinander, speichert neben Wasser ebenso Fette und prägt die Struktur unserer Haut (glatt, gefurcht oder dellig). Das tiefe Bindegewebe ist jenes, welches jeden Knochen und die Gelenke umschließt. Die netzartige Umspannung der Muskeln gehört dazu. Zu diesen Geweben gehören die Bänder, Sehnen und Gelenkpolster. Tiefe Faszien besitzen viele Schmerzrezeptoren und Nervenenden. Das viszerale Bindegewebe bzw. die viszeralen Faszien haben die Aufgabe, Gehirn, Herz und Nieren – sowie alle anderen Organe an Ort und Stelle zu halten und zu schützen. Zu Letzterem gehören der Herzbeutel oder die Gehirnhaut.

Unser Faszien Gewebe hat hauptsächlich folgende Aufgaben:

In Form bringen: umhüllen, polstern, schützen, Struktur geben

Gleitfähig und beweglich halten: Kraft übertragen und speichern, spannen, dehnen.

Versorgen und Entsorgen: Stoffwechsel, Flüssigkeitstransport, Nahrung zuführen

Kommunizieren und Übertragen: Reize und Informationen empfangen und weiterleiten.

Diese Aufgaben treten im Grunde immer zusammen auf, ergänzen einander oder bedingen sich gegenseitig.

Das Binde- bzw. Faszien Gewebe braucht Bewegung.

Blut- und Lymphgefäße durchziehen das Bindegewebe und sie sorgen für Nährstoffversorgung und Schadstoff Abtransport. Die Arbeit der Muskeln sorgt für die entsprechende Zirkulation. In den Lymphen wird - unter anderem - ein Blutgerinnungsfaktor transportiert: das Fibrinogen.

> Wenn die Lymphflüssigkeiten lange nicht bewegt werden, füllt sich das umliegende Gewebe mit diesem Fibrinogen und es verwandelt sich mit der Zeit in einen sogenannten „körpereigenen Klebstoff", der normalerweise zum Wundverschluss verwendet wird.
>
> So verklebt mit der Zeit das Binde- und Fettgewebe. Das Gewebe wird dellig, schmerzhaft und es entstehen versteifte Faszien!

Da diese Verklebungen zu Schmerzen und weiterer Inflexibilität führen, werden die darunter liegenden Muskeln seltener bewegt oder sie verspannen sich.

Mit dem fortschreitenden Alter verhärten die Faszien/ das Bindegewebe. Je älter wir werden, desto öfter haben wir mit der Dehydrierung zu kämpfen. Die Matrix- unser flüssiger Bindegewebsteil- wird deshalb mehr Gelatine-artig und die Versorgung der Zellen mit Nährstoffen bzw. der Abtransport der Schadstoffe wird immer schwieriger.

Unser Bindegewebe verhärtet sich und verklebt weiter, weil es schrittweise austrocknet. Zusammen mit der fortschreitenden Muskelatrophie verändert sich das äußere Erscheinungsbild des Lipödems. Die Rautenform der Faszien verschiebt sich zu unregelmäßigen Knubbeln und Knoten. Zum Lipödem kann sich ein Lymphödem gesellen, weil die Lymphflüssigkeit nicht abfließen kann. Alles staut sich.

Unsere Organe leiden unter verhärtetem und verklebtem Bindegewebe. Wenn sich die äußere Hülle der Organe immer mehr versteift und unflexibler, ungeschmeidiger wird wegen fortschreitender Dehydrierung – werden die Zellen nicht genügend mit Nährstoffen oder Sauerstoff versorgt. Die Muskeln werden steifer, Gelenke unbeweglicher.

Sitzen ist Gift für das Bindegewebe

Wer rastet, der rostet nicht nur- auch das Bindegewebe und unsere Organe und Muskeln leiden unter Versorgungsmangel. Wenn der Lymphfluss staut, ist es nur eine Frage der Zeit, bis die Beine dick und schwer werden und zu schmerzen beginnen. Stützstrümpfe helfen dabei, das Gewebe zusammenzuhalten, damit die Zirkulation besser gewährleistet bleibt. Sie funktionieren wie ein äußeres Bindegewebe, weil das Gewebe nicht mehr elastisch und stabil genug ist. Sitzen unterbricht das innere Zirkulieren und führt zu Stauungen.

Beine hochlegen hilft hier nur ungenügend. Der Druck auf Gesäß und Schenkel bleibt ja bestehen – ebenso die Passivität. Chronischer Stress kann zu einer permanenten Anspannung diverser Bindegewebsfasern führen, wodurch diese Fasern mit der Zeit ihre Flexibilität einbüßen, weil eine Daueranspannung die Versorgung vermindert.

Übersäuerung des Pischinger Raums verklebt die Faszien

Die stärksten Säuren, welche unsere Zellen und Gewebe entzünden können, entstehen durch eine unausgewogene, ungesunde, Zucker lastige Ernährung voller Kohlenhydrate sowie durch Inaktivität und Sauerstoffmangel. Ein anhaltender Überschuss an Zucker und Insulin im Blut schadet unserem gesamten Körper aber im Besonderen den Blutgefäßen, dem Bindegewebe und den Faszien. Der Mangel an Sauerstoff verringert die Energieproduktion in den Mitochondrien. Der mangelnde Abtransport des CO_2 aus den Geweben verstärkt die Übersäuerung. Die sauren Gewebeflüssigkeiten lösen die Flexibilität der Kollagen reichen Strukturen auf und es entstehen verstärkt Entzündungen. Die Faszien verhärten, können auf die umgebenen Nerven drücken. Diese werden gereizt und senden Schmerzsignale.

Kollagene Gewebe finden sich überall in unserem Körper. Sie halten die Organe an ihrem Platz, umhüllen Muskeln, Organe und Knochen, durchziehen unsere Haut und ermöglichen es uns, dass wir uns geschmeidig bewegen.

Der flüssigere Teil des Bindegewebes nennen wir „extrazelluläre Matrix" oder „Pischinger Raum" und bezieht sich auf den gesamten Zellzwischenraum. Einen Teil des Bindegewebes umfassen die Faszien

Faszien bedeutet etwa „Bündel" oder „Bänder" und beschreiben die Struktur dieses Teils des Bindegewebes recht treffend. Es besteht hauptsächlich aus Kollagen, Wasser und Proteinen, wobei einige wie Klebstoff wirken. Es hält alles im Körper zusammen. Bänder, Sehnen, Bandscheiben, die netzartige Haut um die Muskelfasern oder die Gelenkknorpel bestehen aus Binde- bzw. Faszien Gewebe. Dieses Gewebe sorgt dafür, dass wir eine individuelle Form bzw. Figur bekommen, Stabilität erhalten und flexibel sind. Es wirkt ebenso wie ein Ganzkörper-Wasserspeicher, unterstützt das Immunsystem, weil es unterschiedliche Immunzellen enthält, welche Erreger und Pathogene unschädlich machen können.

Es werden derzeit regelmäßig weitere komplexe Zusammenhänge zwischen dem Binde- bzw. Faszien Geweben, den Blut- und Lymphgefäßen, den Organen und den Skelettknochen entdeckt. So bestätigt es sich erneut, dass alles mit allem verbunden ist und einander bedingt. Wenn es an einer Stelle im System Stauungen oder Entzündungen gibt, ist der ganze Körper beeinträchtigt.

Was kannst du tun, um dein Bindegewebe zu stärken

Es ist meiner Erfahrung nach nicht einfach, ein verklebtes, unflexibles Binde- und Faszien Gewebe wieder geschmeidig zu bekommen, doch nichts ist unmöglich! Was es zum Erfolg benötigt:

- Achte auf eine gute Hydrierung.
- Es braucht eine adäquate Nährstoff- und Sauerstoff Versorgung.
- Vor allem tägliche Bewegung, Dehnung und Muskel Aktionen
- Es ist auf eine entzündungshemmende Ernährung angewiesen.
- Es benötigt gesunden Schlaf und einen gleichmäßigen Rhythmus.
- Es reinigt und erneuert sich durch Autophagie. Plane Fasten ein.
- Es braucht eine tägliche Fürsorge und hohe Priorität in deinem Alltag!

Fasten verbessert das Hautbild durch Autophagie

In Studien wurde gezeigt, dass die Erneuerung der Haut mit dem Alter immer schwieriger wird, weil ältere Menschen weniger fasten, weniger Proteine essen und schneller dehydrieren. All dies wirkt sich nachteilig auf die Spannkraft und Versorgung der Haut aus- durch die Verringerung der Autophagie in Verbindung mit Dehydrierung. So bilden sich leichter Ablagerungen an den Kollagenfasern der Haut, welche verhindern, dass die Haut sich zusammenziehen kann. (50)

Autophagie entfernt diese Hindernisse. Da Autophagie nur nennenswert im Fastenzustand stattfindet, ist es von Vorteil, einmal in der Woche einen ganzen Tag zu Fasten und nur Wasser zu trinken.

Wenn dann achtsam auf Feuchtigkeits- und Spüleffekt durch richtiges Trinkverhalten geachtet wird und im Anschluss an das Fasten beste Nährstoffe für die Haut Neubildung gewählt werden, können wir auf eine schrittweise Verbesserung des Hautbildes hoffen. (51)

Es ist klar, dass dies nicht innerhalb von wenigen Wochen gelingt, doch es lohnt sich. Wir haben auch nicht „über Nacht" all die negativen Folgen herbeigeführt und beispielsweise unsere Haut durch Gewichtszunahme so gedehnt, so dass zum Beispiel Dehnungsstreifen entstanden sind. Unser Körper hat ein ganz erstaunliches Erneuerungspotential.

Das Einzige, was nachhaltig nährt – kommt von innen, nicht von außen durch Cremes oder Lotionen. Damit kann man zwar die Haut feucht halten und pflegen aber die Strukturverbesserung ist nur durch Abbau und Aufbau möglich.

Dafür braucht es die richtigen „Bausteine" und die findet man in der gesunden Form der ketogenen Ernährung. (52,53)

Starte heute und folge deinem Weg! Viele Erkenntnisse kommen erst, wenn man etwas ändert. Vertraue dir und vergleiche dich nicht mit anderen. Gib dein Bestes und setze dir realistische Ziele.

Kapitel 11 HPU und Lipödem erscheinen oft im Duett.

Seit einigen Monaten weiß ich mit Sicherheit, dass meine Sinusprobleme (Nasenscheidewand) und die wachsende Sensibilität gegen Histamin eine Ursache haben, die sich HPU nennt. Der Test, den ich (www.keac.de) habe durchführen lassen, fiel eindeutig positiv aus.

Was ist HPU?

HPU bedeutet „Hämopyrrollaktamurie" – eine meist angeborene Stoffwechselstörung. HPU/ KPU bleibt oft unentdeckt, da die Symptome unspezifisch sind und mit anderen Erkrankungen verwechselt werden können. Gleichwohl ist inzwischen schätzungsweise jede zehnte Person erkrankt, was sich ebenso mit den Zahlen für Lipödem deckt.

Damit Sauerstoff im Blut transportiert werden kann, brauchen wir den roten Blutfarbstoff Häm, um Hämoglobin zu bilden. Wenn jemand HPU hat, dann wird nicht genügend brauchbares Häm hergestellt. „Falsches" Häm muss wieder abgebaut werden und dafür benötigt der Köper Mangan, Zink und aktiviertes Vitamin B6.

HPU hat zur Folge, dass einerseits Sauerstoffmangel im Blut auftreten kann, weil nicht genug „gute" Häm zum Transport zur Verfügung steht. Andererseits werden wichtige Nährstoffe permanent für den Abbau von „falschem" Häm vergeudet die dann anderswo fehlen. Bei den Untersuchungen fallen diese Menschen unter anderem dadurch auf, dass die Laborwerte oftmals unnormale Bilirubin Werte anzeigen.

Wem nicht bekannt ist, dass er HPU hat, wundert sich möglicherweise über eine steigende Gewichtszunahme und eine immer geringere Kohlenhydrate Verträglichkeit. Es entwickelt sich eine wachsende Insulinresistenz, es kann zu Haarausfall einer verzögerten Wundheilung kommen.

Menschen mit HPU klagen über Verdauungsstörungen, vermehrte Entzündungen, einen zunehmenden Energieverlust und allergische Probleme und vieles mehr. Warum?

Wenn man sein Leben lang unter Sauerstoffmangel im Blut und einem zunehmenden Mangel an Zink, Mangan und Vitamin B6 leidet, dann beeinträchtigt und unterwandert dies Jahr für Jahr den Stoffwechsel. Diese Stoffe sind an unzähligen enzymatischen Prozessen der Energiegewinnung beteiligt. Die Gesundheit steht auf wackligen Füßen, weil die Leber ein Leben lang eine Mehrbelastung kompensieren muss.

Umso dringender wird es meines Erachtens, sich konkrete Gedanken über ausgewogene Ernährung sowie ausreichend Schlaf und Bewegung zu machen. Unser Körper ist ein Wunderwerk der Natur, im Normalfall sehr robust und anpassungsfähig, aber wenn das überaus komplexe Gleichgewicht dauerhaft gestört ist, dann kommt es früher oder später zu Störungen, die nur noch schlecht oder gar nicht mehr kompensiert werden können. Dann merken wir, dass etwas nicht stimmt. Ich will auf eine ganz spezielle Störung eingehen, die infolge von HPU entstehen kann und mit der ich ganz persönliche Erfahrungen gemacht habe.

HPU und Histamin

Histamin ist ein körpereigenes Gewebshormon- ein biogenes Amin - und spielt eine Hauptrolle bei allen entzündlichen Reaktionen. Es funktioniert als sogenannter Mediator bzw. Botenstoff. Histamin ist wichtig und spielt bei der Wundversorgung eine entscheidende Rolle. Stell dir einen Krankenwagen vor, der zum Unfallort fährt und dort alles absperrt und dafür sorgt, dass die Verletzung behandelt werden kann. Histamin als Botenstoff ist ein Blaulicht, das signalisiert, dass hier eine Verletzung behandelt werden muss. Als erste Hilfe sozusagen, bindet Histamin Wasser, um die Verletzung „einzubetten" und besser und schneller, diejenigen Stoffe vor Ort zu bekommen, die zur Heilung notwendig sind.

Histamin hat insofern eine „schwellende" Wirkung. Wenn du dir nun vorstellst, dass jede Entzündung im Körper ein solcher „Unfallort" ist, dann bekommst du eine Idee davon, wie wichtig Histamin für uns ist. Natürlich gibt es auch hier die andere Seite. Der Körper muss sehr genau regulieren, wo wieviel Histamin gebraucht wird. Zu viel Histamin im System ist auch nicht gut.

Histamin bindet Wasser (das ist seine Funktion) und das kann dann zu Ödemen führen. Durch seine schwellende Wirkung hat Histamin auch einen unmittelbaren Einfluss auf unsere Schleimhäute und ein zu viel an Histamin kann zu deren Anschwellen führen. Es sorgt bspw. in den Blutgefäßen für eine Erweiterung (und damit zu einer leichteren Gefäßdurchlässigkeit) und gleichzeitig für eine Adrenalinausschüttung. Dabei senkt sich der Blutdruck. Dies kann sich in Ödemen von Haut und Schleimhäuten zeigen.

Histamin muss folglich auch immer wieder abgebaut werden und dafür braucht es genau wie beim Abbau des „falschen" Häms vor allem Mangan, Zink und aktiviertes Vitamin B6. Und hier ist die Verbindung. Wenn im Zusammenhang mit HPU gerade diese Stoffe vermehrt gebraucht werden und möglicherweise im Mangel sind, dann stehen sie zum Histamin Abbau nicht mehr zur Verfügung.

Niemand ist in Wahrheit „Histamin intolerant". Das würde nicht funktionieren. Es ist schlussendlich ein körpereigenes Hormon. Doch wir werden empfindlich darauf, wenn wir es nicht mehr in einem gesunden Rahmen regulieren können. Diese Sensibilität unterliegt Schwankungen und kann durch gezielte Maßnahmen heruntergesetzt werden. Histamin wirkt kumulativ und muss nicht unmittelbar in Reaktion treten. Das macht es nicht immer leicht, eine Überreaktion darauf zu erkennen.

Die größten Ansammlungen von Histamin im Körper stehen in Verbindung mit den Mastzellen des Immunsystems. Wir haben es in der Haut, in der Lunge, im Verdauungskanal und im Gehirn, dem Hypothalamus.

Histamin ist wichtig und hat neben der Wundversorgung noch viele andere Funktionen. Histamin kann an verschiedenen Rezeptoren andocken und dort jeweils unterschiedliche Reaktionen auslösen.

An den Bronchien führt es zu einer Verengung, weil sich die Bronchialmuskulatur zusammenzieht.

Im Magen stimuliert Histamin eine erhöhte Ausschüttung von Magensäure.

Histamin hat einen großen Einfluss auf unser Zentralnervensystem. Es beeinflusst die Regulation vieler wichtiger Neurotransmitter, wie beispielsweise: Serotonin, Dopamin, Noradrenalin, Colin, und Glutamin. Es beeinflusst damit unseren Schlaf-wach-Rhythmus und die Gemütslage.

Folgendes führt zu Histamin Ausschüttungen jenseits von Verletzungen:

- Alkohol,
- Zigarettenrauch,
- freie Radikale,
- diverse Lebensmittel,
- einige Medikamente,
- Kontrastmittel und vor allem Stress.

Die normale Konzentration im Blut beträgt zwischen 20 und 100 Mikrogramm/Liter doch, wenn HPU im Spiel ist, dann werden oft schon 40-60 Mikrogramm/Liter nicht mehr symptomlos „vertragen".

Dies liegt vor allem am vermehrten Abbau von falschem Häm, welches diverse Nährstoffe verbraucht, die aber ebenso vom Körper zur Reduktion von Histamin benötigt werden. Hier kommt es darauf an, dem Körper diese Nährstoffe zuzuführen.

Meine Erfahrung:

Bei mir zeigt es sich mit anhaltend schwindender Haarqualität und steigenden Sinusproblemen.

Obwohl ich mit meinem Weg der gesunden Form der Keto zahlreiche Erfolge erzielt habe, hat sich über die Jahre so eine Art größere Sensibilität gegenüber Histamin herausgebildet.

Ich wurde im Alter von 15 und 16 Jahren zwei Mal an der Nasenscheidewand operiert, weil ich schon in der Jugend mit Phasen von chronischem Schnupfen und Atemproblemen gekämpft hatte.

Genützt hat es nichts, die Sinusprobleme blieben. Sie kamen und verschwanden in Abständen. Ich erlebte sie mal schwächer und mal stärker.

Mit meinem Wissen über HPU weiß ich heute, dass die Nasenscheidewandoperationen nicht nur nichts nützten, sie haben ganz im Gegenteil alles nur noch schlimmer gemacht. Durch die Eingriffe waren die Atemwege durch Vernarbung nun noch enger als zuvor. Die Ursachen für die Probleme, frei durch die Nase zu atmen, wurden aber nicht beseitigt.

HPU und meine damit verbundene Histamin Abbauschwäche waren ja noch da und wurden damals leider nur nicht erkannt. Und wegen seiner schwellenden Wirkung habe ich jede kleine Histamin Ausschüttung sofort in Form von eingeschränkter Atemmöglichkeit gespürt.

Nun ist Histamin nicht nur ein körpereigenes Hormon, es ist eine natürliche Substanz, die auch in vielen Lebensmitteln vorkommt. Und einige haben eine höhere Histamin Konzentration als andere.

Histamin entsteht aus dem Abbau von Aminosäuren durch Bakterien, Hefen und Enzyme. Daher ist es ebenso wichtig, auf das Alter und die Art der Lagerung von Lebensmitteln zu achten. Hier eine kleine Faustregel, je frischer ein Lebensmittel, desto weniger Histamin.

Die gesunde ketogene Ernährung hatte bei mir vieles zum Besseren gewendet. Ich bekam Energie, Nährstoffe und mehr Sonne und Bewegung, hatte Freude an Workouts, an Qualitätsnahrung und am Fasten.

Tagsüber war alles bestens, doch sobald ich mich nachts hinlegte, schwollen meine Schleimhäute wieder an und ich musste mit einer winzigen Portion Nasenspray nachhelfen.

Manchmal spannten die Waden und Knöchel, es stichelte in der Haut- ins Besondere, wenn ich mit unserem Kater schmuste. Ich tat dies damit ab, dass eben mein Immunsystem etwas aus der Balance pendelt und „sich schon wieder einkriegt", denn ich lebe ja gesund.

Dennoch, die Nasenschleimhäute wurden über die letzten drei Jahre immer etwas „aktiver", und jetzt schwellen sie manchmal bereits am Tage an.

Nicht Histamin Überschuss, sondern Histamin Abbauschwäche

Keine Angst vor Histamin, es ist ein körpereigener Stoff, den wir selbst herstellen und der wichtig ist bei jeder Form von Immunreaktion oder Reparatur im Körper. Probleme kann es geben, wenn es durch zu viele Auslöser wie Entzündungen oder Allergien zu einem chronischen Histamin-Überschuss oder wegen einer Abbauschwäche zu einem Histamin Stau im Körper kommt.

Ich musste für mich herausfinden, was diese Histamin Schübe bei mir auslöste. Eine Histamin Reduktionsdiät zusammen mit meinem Tagebuch, in dem jede Reaktion mit Uhrzeit sowie allen Lebensmitteln, die ich aß, notiert wurde, ließ mich erkennen, welche Quellen mir persönlich Probleme bereiteten. Ergänzt wurden diese Eintragungen mit der Glukosekurve und den Schlafdaten.

Zeolith als Bindungsmittel von Toxinen und sogar von Histamin ist ein Segen. Doch speziell bei meinem Sinus Problem konnte es mir nicht merklich helfen. Ich erkannte aus meinem Tagebuch, dass mir diverse Lebensmittel Probleme bereiteten, bei denen ich mit einem Nasenschleimhautverschluss ziemlich sicher rechnen konnte. Diese Sinusprobleme bezogen sich vor allem auf:

- dunkle Schokolade,
- Kuhmilchkäse,
- Dosenfisch,
- Knochenbrühe,
- Nährhefeflocken,
- Schinken,
- Nüsse (Walnüsse, Haselnüsse, Mandeln und Erdnüsse)
- Pilze und Sauerkraut!

Ja, alles gesunde Lebensmittel und dennoch für mich in Zeiten mit erhöhten Histamin-Abbauproblemen eine Zeitlang tabu. Nach einigen Wochen strikter Histamin Kontrolle baute ich diese Nahrung wieder in Maßen in meine Ernährung ein und danach funktionierte es wieder besser. Wenn ich aus heutiger Perspektive einige Jahre zurückschaue, dann war Histamin ein Thema, dass immer wieder kam und ging.

Es hat nur sporadisch einmal in meinem Körper zu Ödemen, Rötungen oder Sticheln unter der Haut geführt. Im Winter erging es mir stets schlechter als im Sommer. Es pendelte sich auch immer wieder ein.

Die zwei Experten Kyra und Stefan Kaufmann sind dem HPU/KPU Problem tief auf den Grund gegangen und haben dabei viele wertvolle Erkenntnisse gesammelt und in ihrem Buch (54) veröffentlicht. Laut ihren Erfahrungen ist es gar nicht ein Zuviel an Histamin. Es ist eher der Fakt, dass durch den permanenten Abbau von „falschen" roten Blutkörperchen gewisse Nährstoffe schneller verbraucht und daher „Mangelware" sind.

Dabei handelt es sich genau um jene Nährstoffe, welche für den Abbau von Histamin ebenfalls notwendig wären. Menschen mit HPU können demnach geringere Mengen Histamin schwerer tolerieren.

Wie schon erwähnt ist Histamin auch in vielen Keto Lebensmitteln enthalten und einige rufen eine stärkere Reaktion hervor als andere. Ich habe gemerkt, dass es hilft, die allgemeine Belastung der Leber zu reduzieren vor allem dann, wenn ich mein Essenszeitfenster deutlich reduziere und nur zwei Mahlzeiten am Tag esse.

Damit gebe ich der Leber immer wieder mehr Zeit, ihre Aufgaben zu erledigen, ohne dass ständig durch spätere Speisen eine Mehrbelastung hinzukommt.

Jetzt bin ich noch einen großen Schritt weiter und weiß, warum es diese Nährstoffmängel gibt. Ich lernte, weshalb ich das Histamin Problem habe und erkannte, wo ich gründlicher werden muss.

> Histamin Abbau fördern, es reduzieren und den Körper beruhigen. Ich muss die eigene Entgiftungsroutine strategischer, effektiver und disziplinierter gestalten.
>
> Doch vor allem positiv und optimistisch bleiben, pro aktiv weiter forschen, lernen und sich Fehler eingestehen. Ich will den eigenen gesunden Lifestyle optimieren und fortlaufend verbessern.

Und hier kommt die gute Nachricht: Ketone stabilisieren die Mastzellendegranulation und wirken somit auf Histamin „normalisierend" (55). Das Immunsystem beruhigt sich.

Am besten ist es, wenn man regelmäßig zusätzlich einen Fastentag einlegt, denn in der Zeit des Fastens schenken wir dem Körper Ruhe vor den Lebensmitteln, die dieses Amin enthalten und geben ihm Zeit, vorhandene „Baustellen" zu bearbeiten. Man fühlt sich leichter und entspannt.

Beim Fastenbrechen muss man dann damit rechnen, dass wieder vermehrt Reaktionen auftreten und deshalb behutsam mit der Reaktion umgehen (siehe Fasten-Kapitel).

Meine natürlichen Histamin-Abbau-Hilfen aus der Naturheilkunde sind:

- Kurkumin
- Schwarzer Rettich
- Querzetin
- Vitamin C
- Zeolith
- Kalzium Ascorbat

Wie kann Histamin besser reguliert werden?

Indem man sich entzündungshemmend ernährt und mit Kurkuma, Vitamin B und C und Glutathion unterstützt. Eine Verbesserung der Leberfunktionen und eine Stabilisierung der Blutzuckersituation helfen ebenso wie die Darmgesundheit zu fördern und die Nebennieren zu stabilisieren. All dies können wir durch frische, saisonale Keto Lebensmittel, Schlafpflege, Stressabbauroutinen und einer gezielten Leber- und Nieren- Entgiftung bewerkstelligen.

Wenn Leber und Nieren nicht mehr korrekt funktionieren, entsteht ein Entgiftungsstau. Wenn sich dieser Stau über Monate oder Jahre anhäuft, werden diese Organe geschädigt.

Kapitel 12 Die Leber schützen muss Priorität bekommen.

Ohne eine leistungsstarke und tadellos funktionierende Leber haben wir bei jeder Beeinträchtigung der Gesundheit schlechtere Karten. Das kann bedeuten, der Blutzucker kann nicht mehr sensibel genug reguliert werden, die Proteinsynthese wird beeinträchtigt, die Entgiftung ist eingeschränkt, die Regenerationsfähigkeit unseres Körpers gebremst, die Energiebereitstellung gehemmt. Wir fühlen uns ständig müde und zu einem gewissen Grad erschöpft- selbst nach dem Schlaf.

> Unsere Leber ist an bis zu 500 verschiedenen Prozessen im Stoffwechsel beteiligt. Sie fördert die Hormonbildung, reguliert die Lipoprotein Balance, sie führt die Bildung von Proteinen, Ketonkörpern und Glykogen durch. Sie kreiert die Hauptproteine für die Blutbildung, sie wandelt Fruchtzucker in Cholesterin. Sie ist unsere stärkste „Entgiftungsstation" im Körper und direkt oder indirekt an allen chemischen Stoffwechselprozessen in involviert.

Die bekannteste Form der Lebererkrankung ist die nicht alkoholische Fettleber. Dies bedeutet, die Leber ist „vergiftet".

Etwa 25% aller Menschen leiden darunter, von ihnen sind 90% übergewichtig und davon haben 60% Diabetes Typ2.

Die Fettleber kommt nicht vom Fett!

Bei einer bestehenden Insulinresistenz sammeln sich diverse Toxine an, was zu Stadien von Lebererkrankungen führen kann: Leberentzündung, Hepatitis A-C, Fettleber, Fibrose und Zirrhose.

Weil hier schon ein gewisser Druck und Entgiftungsstau auf der Leber liegt, wird es belastender, wenn die Person zur Insulinresistenz unter HPU leidet. In diesem Moment ist es wichtig, dass fachliche Unterstützung gesucht wird, denn die Leberbelastung steigt umso schneller, je mehr Toxine auf sie einwirken.

Da die Leber bei HPU permanent „falsches Häm" abbaut, ist es unter diesen Umständen leichter möglich, dass eine Hämochromatose übersehen werden kann. Dies ist ein Zustand, wenn zu viel Eisen resorbiert oder zu wenig Eisen ausgeschieden werden kann. Wenn diese Eisenpartikel in den Schweißdrüsen eingeschlossen werden, dann bekommt die Haut einen bronzefarbenen Ton.

Diese Bronze ist wie „Rost" und kreiert im weiteren Verlauf Organschäden an der Leber, an der Bauchspeicheldrüse, oder auch am Herzen. So ist es durch Hämochromatose möglich, Krebs in Organen oder Herzkrankheiten zu kommen.

Hämochromatose fördert die Entwicklung von Insulinresistenz und wird oft nicht erkannt. Wenn du genauer erfahren möchtest, ob mit deinem Eisen alles in Ordnung ist, dann lass nicht das Serum Eisen, sondern den Ferritinwert ermitteln. Nur dieser Wert lässt erkennen, ob du zu viel Eisen im Körper hast oder nicht. Dann müssten weitere Untersuchungen folgen.

Die Gelbsucht ist ein Zeichen von Lebererkrankung und Überlastung. Die gelbe Farbe zeigt sich zuerst im Augenweiß. Sie kommt daher, dass die Leber mit dem Abbau der roten Blutkörperchen nicht nachkommt. Es rührt vom Bilirubin her, welches normalerweise mit dem Gallesaft abgebaut wird und über den Stuhl entsorgt. Aber bei einer kranken Leber- und auch- wenn die Leber nicht genügend Gallensaft bilden kann, fängt es an sich im Körper auszubreiten.

So erscheint im weiteren Verlauf die Haut mit einem gelblichen Farbton.

Wenn die Leber erkrankt ist, zeigt sich dies gleichfalls im Darm: man leidet unter chronischem Durchfall.

Ein Fettstuhl ist möglich und dieser Stuhl hat oft eine helle Farbe, weil das Bilirubin fehlt. Das abgebaute Häm färbt unsere festen Ausscheidungen braun.

Ungenügend resorbiertes Fett erzeugt „schwimmenden" Stuhl. Auch hier zeigt sich eine Leberschwäche.

Bei einer kranken Leber kommt es zu weiteren Nährstoffmängeln, weil sie Fette nicht ordentlich verarbeiten kann und deshalb die fettlöslichen Vitamine fehlen. Das betrifft die Vitamine A, D, E und K. Hierbei hilft es nicht, diese nur zu ergänzen. Zuerst muss die Leber wieder besser funktionieren.

Wer unter einer solchen Leber leidet, neigt öfter auch zu Ödem Bildung. Dies hängt mit dem Albumin zusammen. Albumin wird von der Leber dem Blut hinzugegeben, damit es das Blut „flüssig hält". Wenn Albumin Mangel herrscht, kann der osmotische Druck des Blutes nicht aufrechterhalten werden und Flüssigkeit diffundiert aus dem Blutkreislauf in die umliegenden Gewebe – in die Matrix.

Diese Form von Ödemen erkennt man, indem beim Eindrücken mit dem Finger, eine Delle bleibt. Ödem- Bildung ereignet sich auch im Bauch. Menschen mit Lebererkrankungen können reichlich Wasser rund um die Leber im Bauch ansammeln.

Symptome für eine belastete Leber:

Menschen im Entgiftungsstau schlafen schlechter. Die Hauptarbeitszeit der Leber liegt zwischen Mitternacht und zwei Uhr morgens. Wer immer wieder zu dieser Zeit erwacht, könnte Probleme mit der Entgiftung haben.

Ein weiteres Zeichen ist die steigende „Unverträglichkeit" von Lebensmitteln. Zuerst waren es nur die Mandeln, jetzt sind es Tomaten, Erdbeeren, Erdnüsse, Pollen und so weiter. Je mehr Lebensmittel eine allergische Reaktion hervorrufen, desto schwerer wiegt der „Stau" auf der Leber, weshalb das Immunsystem immer öfter Autoimmunreaktionen zeigt.

Eine konstante Kohlenhydrate-Überladung des Systems führt gleichfalls zu einem Entgiftungsstau der Leber. Fast alle Kohlenhydrate bestehen neben Glukose und Ballaststoffen aus Fruchtzucker. Dieser wird nur in der Leber abgebaut und belastet somit das System. Je mehr Fruktose konsumiert wird, desto schwerer wird es für die Leber, auch die anderen Aufgaben zu erfüllen.

Dies ist leider keine harmlose Sache und deshalb sind all die zuckersüßen Früchte, Sirupe und Konfitüren keineswegs so gesund.

Chronischer Bewegungsmangel führt zu Stauungen im Lymph- und Blutkreislaufsystem. Die Atmung ist flacher und der Körper bekommt weniger Sauerstoff, zirkuliert schlechter und wird mangelhafter versorgt und entgiftet. Unsere Leber wird zusätzlich belastet.

Anhaltender Mundgeruch und Druck oder Schmerzen im rechten Oberbauch sind weitere wichtige Zeichen für eine dringend nötige Lifestyleänderung. Die Leber „ruft" um Hilfe in der Not.

Es könnte sein, dass die Gallengänge blockiert sind, dass die Leber entzündet ist oder ein Gallenstein in der Gallenblase drückt und die Gallesaftproduktion behindert. All dies kann zu schmerzhaften Koliken führen und die Leber stressen.

Wenn sich auf der Haut an vielen Stellen feine spinnengewebsartige Hautrötungen zeigen, die „Spinnennävi" genannt werden, dann ist dies ebenfalls ein Zeichen für eine überlastete Leber.

Ein dunkler Urin signalisiert, dass Bilirubin statt durch den Stuhl- über den Harn ausgeschieden wird und dies zeigt eine Dehydrierung und eine Belastung an.

Mit welchen natürlichen Hilfsmitteln du deine belastete Leber stärkst.

Unser Bestreben ist es, vor allem das Fett der Leber abzubauen. Wir dürfen sie nicht weiter belasten und sollten Stress reduzieren und uns mehr Ruhe gönnen.

Die Leber liebt es, durch feuchtwarme Wickel unterstützt zu werden. Gewissenhafte Hydrierung ist notwendig. Trinke für jede Tasse Kräutertee mindestens ein Glas Wasser. Wir dürfen nicht vergessen, dass ein solcher Tee ein homöopathisches „Medikament" mit einer entsprechenden Wirkung ist. Sie lösen gewisse Stoffe, die am besten mit Wasser ausgeschieden werden können.

Zeolith

Zeolith bindet diverse Toxine und spielt in der Leber-Pflege eine wichtige Rolle. Zusätzlich können wir uns einige bekannte Gewürze und Kräuter zur Unterstützung wählen.

Ingwer

Ingwer ist ein wahres Multitalent, wenn es um die Gesundheit geht. Er fördert die Lipolyse-das heißt, die Verwendung der Speicher-Fette als Energieressource. Je mehr davon mobilisiert werden kann, desto größer ist der Anteil, der uns als Energiequelle dient. Dies schmälert die Taille und funktioniert optimal während des Fastens!

Ingwer besitzt Potential. Gemäß einer Studie (56) hemmt er gleichzeitig die Bildung von neuem Fettgewebe. Dabei fördert er den Stoffwechselpfad AMPK, welcher eine Art Energiesensor in unserem Körper darstellt.

Ingwer begünstigt Adrenalin und weitere Fettverbrennungskomponenten, wenn wir ihn gezielt beim intermittierenden Fasten einsetzen. Da alles vornehmlich in der Leber geschieht, kommt es dem Abbau des Fettes in der Leber zugute.

Kurkuma

Kurkuma hilft uns dabei, tiefer ins Fasten zu kommen und die Autophagie zu fördern. (57,58)

Kurkuma fördert den AMPK-Pfad direkt durch die Stimulation der Biogenese von Lysosomen. Das sind jene Areale in den Zellen, in denen Autophagie stattfindet. Der Vorgang ist durch Abbau und Recycling kaputter Zellbestandteile und funktionsloser Mitochondrien gekennzeichnet.

Gleichzeitig fördert Kurkuma die mitochondriale Biogenese, was eine Neubildung bedeutet. Dies ist überaus förderlich für die Verbesserung des Gesundheitsstatus der Leber.

Zimt

Zimt funktioniert im Körper wie eine Kopie von Insulin, denn Zimt enthält Methylhydroxychalcone-Polymer MHCP und dies bringt die intrazellulären Glukosetransporter an die Zellmembran, wo sie Glukose in Empfang nehmen können. Dadurch wird die Nährstoff-Aufnahmefähigkeit von Insulin resistenten Leberzellen verbessert und dies, ohne Insulin selbst zu stimulieren!

So erreichen wir eine bessere Versorgung der Zellen und halten dennoch den Insulinspiegel niedrig. Das hilft dabei, dass die Lebensmittel, die wir essen, weniger in Fett gespeichert werden, sondern besser verstoffwechselt werden können. Zimt ist im Einsatz, um den Blutzucker niedrig zu behalten. Ich verwende dabei nur den Zimt aus Ceylon.

Rhodiola rosea

Eine Fettleber bedeutet Energiearmut und dies erzeugt gleichzeitig Stress im Körper. In der Adaptionsphase zur ketogenen Ernährung in Verbindung mit dem Abbau des Leberfetts ist Rhodiola ein willkommener Unterstützer.

Es steigert die Energie und die Regeneration. Es stimuliert die ATP-Produktion und dies führt dazu, dass der Stress besser „gepuffert" werden kann.

Die Inhaltsstoffe Rosarin, Salidrosid und Thyrosol wirken auf das zentrale Nervensystem und lassen uns gelassener und gleichzeitig energetischer werden.

Rhodiola enthält über 140 verschiedene Phytostoffe und diese beeinflussen nicht nur den Hypothalamus und die Hypophyse, sondern die gesamte Nebennierenachse, so dass wir besser Kortisol regulieren und mit Stress umgehen können.

Rhodiola hemmt nachweislich ebenfalls die Lipogenese, womit die Fett-Neubildung gemeint ist, und reduziert gleichzeitig die stressbedingte Belastung der Auswirkungen durch das metabolische Syndrom.

Ich empfehle dieses Adaptogen gern, weil es viele positive Einflüsse auf nahezu alle Aspekte des Fettabbaus, der Autophagie und der Stressreduktion hat. (59)

Brennnessel

Die Brennnessel enthält Kieselsäure-eine Kombination aus Silizium und Wasser, die es uns ermöglicht, diesen Stoff auf einfacherem Wege zu resorbieren. Die allermeisten Menschen leiden unter Siliziummangel. Vor allem jene, welche ein schlaffes Bindegewebe haben (wie zum Beispiel beim Lipödem). Doch Silizium wird in jeder einzelnen Körperzelle gebraucht, nicht nur im Stützapparat. Um das Kollagen zu stärken, braucht es neben diesem Mineralstoff Vitamin C, dass ebenfalls in der Brennnessel steckt.

Wer unter Blutarmut leidet, könnte sich mit der Brennnessel resorbierbares Eisen für die Blutbildung in den Körper holen. Die Brennnessel liefert nebenher Kalzium, welches wir leichter aufnehmen, wenn wir über genügend Vitamin D und K verfügen. Letzteres bekommt man ebenfalls von der brennenden Wildkrautart.

Pro Vitamin A und reichlich Kalium sind weitere Argumente, sich die Brennnessel immer wieder ins Glas oder auf den Teller zu holen.

Wusstest du, dass die Brennnessel Neurotransmitter enthält?

Das sind Botenstoffe des Gehirns. Angefangen bei Serotonin bis hin zu Acetyl Colin. Das sind Stoffe, welche uns mehr Wohlfühl- Gefühl, mehr Fokus und schärfere Aufmerksamkeit schenken. Acetyl Colin ist an einem Schlaf-Wach- Biorhythmus beteiligt und unterstützt die Gehirnfunktionen. Dieser bemerkenswerte Stoff ist in der Alzheimer Forschung relevant, weil er die Reizweiterleitung fördert.

Die Brennnessel enthält gleichwohl Histamin und umso mehr, je größer die Pflanze ist. Deshalb hier mein Rat, um Schäden durch Überkonsum zu vermeiden:

Ernte von der Pflanze am besten die jungen, kurzen Exemplare. Bei geringer Wuchshöhe besitzt sie keine Oxalsäure, wenig Histamin und weniger unlösliche Ballaststoffe.

Spinat dagegen, der gern als grüne Blattressource für Smoothies und Grünblattgetränke dient, enthält große Mengen Oxalsäure und ist nicht geeignet, in den Grünblattdrink zu gelangen. Oxalsäure (60) verbindet sich gern mit Kalzium zu Kalziumoxalat und aus dieser Verbindung bestehen etwa 70% aller Nierensteine!

Mein bester Tipp an dich: junge Triebe und Blätter der Brennnessel helfen die Nieren und die Leber zu reinigen und schenken uns all die nützlichen Inhaltsstoffe. Spinat würde ich lieber nicht konsumieren.

Desmodium

Desmodium ist der Name einer größeren Pflanzen-Familie, die für viele Anwendungen geeignet ist. Als Heilpflanze ist sie ein Spezialist für Lebererkrankungen und für die allgemeine Entgiftung.

Desmodium bekommt man als Extrakt in Kapseln. Es unterstützt uns bei der Bekämpfung von Viruserkrankungen und bei der Befreiung von Toxinen (Arzneimitteln, Chemikalien, Alkohol etc.).

Es fördert die Regeneration geschädigter Leberzellen, indem es die toxischen Substanzen schneller ausleitet und beim Aufbau neuen Lebergewebes hilft. Am wirksamsten ist das Mittel bei Lebererkrankungen, wenn es abwechselnd mit Mariendistel genommen wird.

Kapitel 13 Nieren und Stoffwechselgesundheit gehören zusammen

Ebenso wie die Leber, so sind die Nieren unersetzlich, wenn es um unsere Stoffwechselgesundheit geht. Ohne Nierenfunktionen würden wir innerhalb weniger Tage sterben.

> Sie sind nicht nur Filter, sondern sie bilden Hormone, regulieren den pH-Wert des Blutes, haben Sensoren für die Sauerstoff-Sättigung im Blut und arbeiten bei der Bildung von roten Blutkörperchen mit. Sie messen den Blutdruck und justieren den Mineralstoffhaushalt.

Unsere Nieren sitzen unterhalb der hinteren Rippenbögen zu beiden Seiten der Wirbelsäule und sie filtern Toxine, Urin und Wasser. Sie reinigen ca. 200 Liter Flüssigkeit pro Tag! Dabei filtern sie- wenn sie gesund sind- 100% von Protein und Glukose aus dem Urin. Wenn wir also Aminosäuren oder Zucker im Harn finden, arbeiten die Nieren nicht mehr sorgfältig genug. Nieren reparieren und regenerieren sich kaum, deshalb müssen wir sorgfältig auf die Nierengesundheit schauen.

Um die Filterleistungen der Nieren bestimmen zu können, wird zuerst Kreatinin- ein Abfallprodukt der Muskeltätigkeit- sowie der Harnstoff gemessen. Beides sind hauptsächlich stickstoffhaltige Abfallprodukte aus dem Proteinstoffwechsel, wobei der Körper Kreatinin zu 100% loswerden will. Deshalb bildet das Messen des Kreatinins eine zuverlässige Größe, wenn es um die gesundheitliche Beschaffenheit der Nieren geht.

Harnsäure und Kreatinin Level steigen, wenn etwas mit den Nieren nicht (mehr) in Ordnung ist. Das Blut wird in den Nephronen-den schmalsten Gefäßen der Nieren- gefiltert. Hierfür gibt es eine Messgröße, die sich GFR (glomeruläre Filtrationsrate) nennt. Normale Kreatininwerte liegen bei Frauen über 18 Jahren bei 0,5-1,1 mg/dl und bei Männern bei 0,6 – 1,2 mg/dl.

Aufgrund der gemessenen Kreatininwerte kann die GFR recht genau eingeschätzt werden, wobei Alter und Geschlecht eine Rolle spielen.

Filterrate der Nieren

Die gesundheitliche Situation unserer Nieren und ihre Leistungsfähigkeit in Bezug auf das Filtern wird in Stadien aufgeteilt. Haben wir normale Nieren Tätigkeit, dann liegt die GFR über 90 ml/min und dies bezeichnet „Stadium 1". Stadium 1 entspricht 100-90% der Filterleistung und das bedeutet „gesund".

Stadium 2 bedeutet 89-60% Leistung. Doch auch hier sagen uns die Ärzte, dass alles „normal" sei, wobei ich schon skeptisch wäre, denn in dieser Spanne beginnt die Nierenzerstörung bereits in einem gewissen Maße. Die Nieren filtern nicht mehr optimal und es bleibt bereits Stoffwechselabfall im Blut zurück.

Stadium 3 entspricht einer Filterleistung zwischen 59 und 30 %. Spätestens in diesem Stadium gibt es auch seitens der Medizin meist eine Warnung und entsprechende Behandlung. In diesem Filterrahmen sind die Nieren schon deutlich geschädigt. Es ist eine Nierenkrankheit im Stadium 3 und ab da erfordert es eine enge Zusammenarbeit mit dem Nephrologen, damit sich die Situation nicht weiter verschlimmert.

Ab einer Filterleistung unter 30% bis 15% sind die Nieren deutlich eingeschränkt und arbeiten nur mit weniger als einem Drittel Leistung. Dies ist eine Niereninsuffizienz im Stadium 4. Stadium 5 ist dann das Endstadium, indem die Nieren weniger als 15% Filterleistung erbringen und man nahe dem Nierenversagen bzw. der Dialyse oder Nierentransplantation ist. Leider zeigen die Nieren erst spät deutliche Symptome, deshalb ist es wichtig, dass wir uns regelmäßig einen Überblick über die Qualität unserer Nierenfunktionen verschaffen.

Woran merken wir, wenn die Nieren anfangen zu schwächeln?

Wir haben wiederholt Muskelkrämpfe.

Das bedeutet eine Elektrolyte Dysbalance und könnte auf eine mangelnde Mineralstoff-Rückresorption schließen. Geschwollene Hände und Knöchel oder Füße.

Dies kann von reichlich Salz im System kommen, weil die Nieren es nicht genügend herausfiltern können. Es könnte ebenso mit Albumin in der Matrix zu tun haben.

Chronisch dicke Augenringe und puffiges Aussehen.

Das kann ein Zeichen von mehr Protein im Gewebe und zu wenig im Blut sein. Hier geht es um Albumin, welches die Leber herstellt und dem Blut zufügt, damit es den inneren Druck aufrechterhält und das Blut einen gewissen Grad an Verflüssigung beibehält. Dadurch kann es leichter die kleinsten Gefäße passieren (ebenso die der Nieren). Haben wir ein Problem im Stoffwechsel, welches die Gefäße durchlässiger macht (siehe Thema Glycocalix), dann kann Albumin aus dem Blut in die Gewebe abwandern und damit das Wasser im Gewebe binden. Albumin wirkt hierbei wie ein Schwamm. Dies gelangt dann über die Lymphe wieder zurück in den Kreislauf und die Nieren und wird herausgefiltert. Wenn man Albumin im Urin nachweisen kann, ist dies ein Zeichen für einen gewissen Grad an Nierenschädigung. Wenn sich beim Urinieren Schaum bildet, ist hier eine Untersuchung auf Albumin im Urin anzuraten.

Wenn du öfter in der Nacht zur Toilette musst.

Je mehr die Nieren geschädigt sind, desto häufiger ist der Drang, sich zu erleichtern.

Wenn du anämisch bist und du zu wenig rote Blutkörperchen hast.

Wenn du oft kränklich, blass, müde und energielos bist, könnte dies ein Zeichen sein, dass zu viele Toxine im Körper zurückbleiben, weil Leber und /oder Nieren hier nicht mehr die Leistungen bringen, die notwendig wären.

Wenn man häufig Schlafstörungen hat. Dies kann mit den zirkulierenden Toxinen in Verbindung stehen und den Regenerationseffekt des Körpers durch die Nacht ausbremsen.

Ein häufig übelriechender Atem und ein metallischer Geschmack im Mund.

Bluthochdruck

Die Nieren „messen" den Blutdruck und gleichen ihn aus. Die erwiesene Hauptursache für Nierenkrankheiten ist Prädiabetes und Diabetes mellitus aufgrund von Insulinresistenz. Da dies mit einer fortschreitenden Zerstörung der kleinsten Blutgefäße in Verbindung steht, kommt es dann zu steigenden Blutdruck Werten, denn das Herz muss stärker pumpen, wenn das Blut dickflüssiger und die Äderchen unflexibler werden. Bei diesen Vorgängen werden die schmalen Filtergefäße der Nieren geschädigt, was zu einer Einbuße der Filterleistung führt.

Osteoporose-Abnahme der Knochendichte

Die Dichte der Knochenstruktur kann abnehmen, wenn ein Zuviel an Phosphat im Blut zurückbleibt, was die Nieren nicht mehr schaffen, herauszufiltern. Dieses Phosphat muss mit Kalzium ausbalanciert werden. Dabei behilft sich der Körper, indem er das Kalzium aus den Knochen und Zähnen heranzieht.

Hallux valgus oder andere Gelenkentzündungen aufgrund von Harnsäure Kristall-Ablagerungen

Hohe Harnsäurewerte im Urin wandeln sich im Körper in Kristalle um, die dann an weniger gefährlichen Stellen abgelegt werden, die weit weg vom Herzen und schlechter durchblutet sind. Dies geschieht oft in den Zeh- oder Fingergelenken aber gleichfalls in Knie- und Ellbogengelenken. Wenn sie abgelagert werden, ruft dies das Immunsystem auf den Plan, welches sich mit Entzündungen an die Arbeit macht, die Kristalle abzubauen.

Der Schmerz und die Rötung des Hallux valgus beispielsweise ist eine Immunreaktion, weil die Betroffenen Probleme haben, Harnsäure von den Nieren zu eliminieren.

Wenn der Urin zu oft dunkel ist und unangenehm riecht.

Dies kann daran liegen, dass zu wenig getrunken wird und deshalb die herausgefilterten Stoffe zu hoch konzentriert gebunden sind.

Eine dauerhafte Dehydrierung kann ebenfalls dazu führen, dass der Urin auf Dauer zu sauer ist und das Nierengewebe dadurch geschädigt werden kann. Der Urin sollte ab Nachmittag einen nahe neutralen ph Wert erreichen, um die Nierengesundheit zu erhalten.

Harnsäure

Harnsäure ist ein Abfallprodukt aus dem Protein- oder Zuckerstoffwechsel, welcher sowohl nützlich und im Überfluss schädlich auf unseren Körper wirkt. Sie erfüllt einige Aufgaben: sie kann die Nebennieren stimulieren und dabei ähnlich wie Koffein wirken. Harnsäure wirkt oxidativ und antioxidativ auf das Immunsystem und kann überschüssiges Eisen im Körper binden.

Harnsäure wird beim Abbau von Protein oder Fruktose gebildet und je stärker sich Insulinresistenz bildet, desto höhere Harnsäurewerte ergeben sich. Durch Fasten kann sich die Harnsäure temporär erhöhen, weil sie während der Fastenzeit als eine Art interne Antioxidans eingesetzt wird.

Wodurch erkennt man, wenn Harnsäure Ärger macht?

Bei einem Zuviel kann es zu Verformungen von Gelenken durch Kristallablagerungen kommen. Es führt zu Nierengries oder Nierensteinen.

Eine simple Methode, die Harnsäure „im Auge" zu behalten ist es, regelmäßig den Urin ph Wert zu ermitteln. Es gibt sogar die Möglichkeit, wie bei den Blutketonen, die Harnsäure im Blut selbstständig zu messen. Dies ergibt eine klarere Übersicht über den eigenen Harnsäurewert.

Wenn der Urin nie aus dem sauren Wert herauskommt, ist die Wahrscheinlichkeit hoch, dass sich Harnsäure Kristalle bilden können, weil der Körper sie zurück resorbiert, um die Nieren vor der Säureintensität zu schützen.

Haben wir ein Problem mit Harnsäure im Körper, muss untersucht werden, ob die Nieren ordnungsgemäß funktionieren.

Kapitel 14 Mein Kompass für nachhaltige Stoffwechsel-Gesundheit

Entgiftung verstärken und routiniert durchführen.

In meinem Keto Lifestyle gibt es viele Dinge, die ich lebe und die mir eine Entgiftung auf regulärer Basis ermöglichen:

- Fasten
- reichlich Grünzeug und Chlorophyll
- Saunagänge
- Gute Hydrierung
- Regelmäßige Workouts und Bewegung
- Infrarotlichttherapie
- Trockenbürsten
- Zeolith
- Unterstützende Kräuter, Pilze und Wurzeln

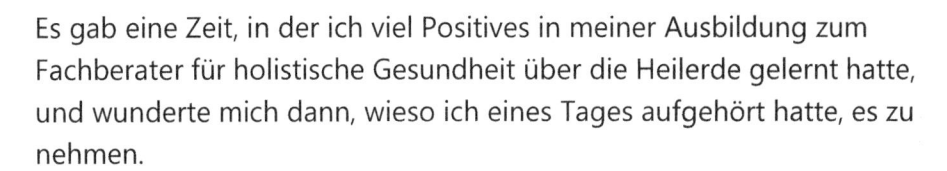

Es gab eine Zeit, in der ich viel Positives in meiner Ausbildung zum Fachberater für holistische Gesundheit über die Heilerde gelernt hatte, und wunderte mich dann, wieso ich eines Tages aufgehört hatte, es zu nehmen.

Ich begann erneut mit der Einnahme, denn Zeolith steht hoch im Kurs, wenn es um die Bindung von Schwermetallen und gleichzeitig um das Spenden von Elektrolyten geht!

Unser Immunsystem und die Leber brauchen eine sinnvolle und ständige Unterstützung zur Entgiftung und Reinigung und wir sollten unser Möglichstes tun, um unseren Körper dabei zu unterstützen.

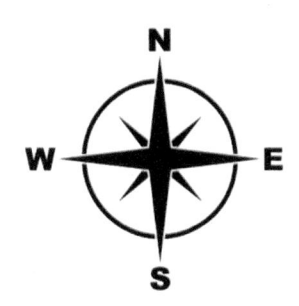

Der gesamte gesunde Stoffwechsellifestyle, wie ich ihn ausrichte, fokussiert sich auf folgende Prioritäten

Lieber Nährstoff intensiv mit großer Nährstoffvielfalt zu essen als nur lustgesteuert (es hilft, Mängel zu vermindern und die Leber zu entlasten).

Lieber zwei gute Mahlzeiten am Tag, als den ganzen Tag snacken (um der Insulinresistenz entgegenzuwirken und die Leber und das Verdauungssystem zu entlasten).

Lieber nach Möglichkeit jeden Tag einen Gründrink als immer zu wenig Chlorophyll aufzunehmen, um den Sauerstoffgehalt des Blutes zu erhöhen, Mineralstoffe und Spurenelemente zu bekommen. Es unterstützt die Kommunikation der Zellen und fördert der Entgiftung der Leber und die Diversität der guten Darmbakterien.

Lieber einmal im Monat für 2-3 Tage fasten als täglich ausschließlich auf 16/8 das Essenszeitfenster zu reduzieren. Das hilft beim Recycling der geschädigten Mitochondrien, bei der Entgiftung des kaputten Häms und es reduziert im höheren Maße Entzündungen im Körper (Lipödem).

Lieber kalt duschen. Das hilft dem Immunsystem und dem vegetativen Nervensystem sich zu entspannen und die Widerstandskraft zu verbessern. Wir wissen, dass nur ein toleranteres, souveränes Immunsystem die stillen Entzündungen im Körper in Schach hält.

Lieber abends konsequent pünktlich ins Bett gehen- zwischen 21- und 21.30Uhr als sich vor dem Schlafengehen mit Bildschirmlicht quälen und dann „über den Punkt" zu sein. Häufige verkürzte REM- und Tiefschlaf Phasen haben nachweislich einen schädigenden Einfluss auf den Stoffwechsel, auf die Entgiftungsfähigkeit der Leber, auf die geistige und körperliche Gesundheit.

Lieber stets hydriert sein als den Fakt zu ignorieren, dass man mit dem Älterwerden den Durst weniger wahrnimmt und kaum mehr Wasser trinkt. Dies ist wichtig für die Entgiftung der Leber und der Ausscheidung von Schadstoffen.

Lieber jeden Tag mindestens 1,5h an frischer Luft wandern und draußen sein als sich in verbrauchter, warmer Heizungsluft und in Kunstlicht auf dem Ergometer oder Laufband abzumühen. Das hilft dem Körper und dem Geist aktiv zu entspannen, schenkt Licht und Sauerstoff, bringt gelöste Gedanken und entspannt die Augen. Es bringt eher Hormone in Balance, baut Stress und Histamin ab und führt zu einem tiefen, festen Schlaf.

Histamin kommt und geht und es funktioniert als ein feiner und sensibler Kompass im eigenen Körper, der mir anzeigt, wie gut ich „in meiner Mitte" bin – physisch und psychisch.

Die größten Probleme gibt es unter körperlichem oder mentalem Druck – mit dem Histamin ist das ebenso. Dieser Stress kann vom Entgiftungsstau der Leber kommen und ebenso aus jeder möglichen anderen Stoffwechselsituation in unserem Körper, wenn etwas außerhalb der Toleranz läuft. Dieser Stress kann durch soziale Probleme oder außergewöhnliche Belastungen und Umstände entstehen.

In erhöhten Stresszeiten, die mir trotz geplantem Tagesmanagement passieren, aktiviere ich zur Entspannung meinen Vagus Nerv. Der Vagus Nerv hat eine direkte Verbindung zu den Organen – insbesondere dem Herzen und dem Darm. Indem ich den Vagus Nerv stimuliere, kann ich die Herzrate senken, die Entspannung fördern und somit Ruhe ins Verdauungssystem und Immunsystem bringen.

Auf diese Weise gelingt das Umwandeln des „Fight or Flight -" in den" Rest and Digest" - Modus und ich „lasse los". Mehr dazu erfährst du im Kapitel über den Vagus Nerv.

Warum ich Keto trotz Histamin Problemen praktiziere

Ich bin der Überzeugung, dass Keto eine naturnahe Form der Ernährung ist, an die wir am besten angepasst sind. Wir haben einen ketogenen Zustand im Mutterleib, wir leben die ersten Monate ketogen-solange wir gestillt werden- und wir würden gesund aufwachsen, ein energetischeres Leben führen, wenn wir uns weiterhin dafür entschieden.

> Histamin Probleme verstärken sich, wenn die eigene Ernährung zu viele verarbeitete und künstlich haltbar gemachte Nahrungsmittel, Fermentiertes, Geräuchertes oder zu lange Gelagertes enthält. Es wird ebenso zum Problem, indem wir häufig zwischen Fett- und Glukosestoffwechsel wechseln.

Histamin kommt in die Normalität zurück, wenn man sich eine Zeitlang ausschließlich von Frischem ernährt. Frisch gelegte Eier, frisches Gemüse, frisches, nicht gefrorenes Fleisch, frisches Blattgrün, frische Kräuter und frisches Wasser. Bei solchen Problemen ist frisch und saisonal das A und O. Alle echten Histamin Bomben sind in dieser Zeit strikt zu meiden. Ein Ernährungstagebuch hilft hier, die Übeltäter schneller zu finden.

Baut sich die temporäre Histamin Last ab und beruhigt sich das Immunsystem, dann kann man wieder schrittweise die Ernährung etwas „lockern". Histamin ist ein bevorzugtes Problem von Menschen, welche an HPU oder Darmkrankheiten leiden. Andernfalls braucht man sich wegen Histamin reicher Kost weniger Gedanken zu machen. Lass es testen, wenn du dir nicht sicher bist.

Wieso sind wir an die ketogene Ernährung angepasst?

Ich komme noch einmal auf unsere Frühmenschen zurück. Bevor sich die Menschen sesshaft machten, Ackerbau und Viehzucht betrieben und „Besitz" anmeldeten, lebten sie in Stämmen und waren als Nomaden ständig in Bewegung.

Die Frühmenschen verbrachten ihr Leben in kleinen sozialen Verbänden und in Höhlen, sie jagten und ernährten sich von dem, was da war. Gemüse gab es kaum, Früchte selten und nur zu bestimmten Jahreszeiten. Diese Früchte enthielten kaum Zucker und waren urwüchsig. Diese Menschen hatten außerdem manchmal Honig und etwas Glykogen aus dem Muskelfleisch ihrer Beutetiere. Getreide war unbekannt. Lange Phasen der ketogenen Ernährung mit kurzfristigen High Carb Phasen im Herbst zum Fettaufbau und dann lange Fastenzeiten im Winter wo in Keto Adaption diese Fettreserven das Überleben sicherten. So stelle ich mir den frühen Lebensrhythmus vor.

Diese Menschen lebten von natürlichen Lebensmitteln zu saisonalen Zeiten und in Abwechslung mit längeren Fastenphasen. Sie zogen durch die Gebiete, den Herden – ihrer Nahrung- hinterher und blieben dadurch stets in Bewegung. In dieser langen Epoche hat sich unser genetischer Code herausgebildet, unser Stoffwechsel, unser Immunsystem, kurz unser ganzes körpereigenes Universum, damit wir an diese Art der Lebensführung bestens angepasst und überlebensfähig sind.

Doch unser heutiger Lifestyle im Industriezeitalter entspricht dieser Anpassung nicht mehr. Innerhalb von vergleichsweise sehr kurzer Zeit haben wir unsere Lebensweise dramatisch verändert, ohne dass unser genetische Code Zeit hatte, sich darauf einzustellen.

Wir leben nicht mehr in diesem Gleichgewicht der Frühzeit, unser Körper jedoch schon. Ungleichgewicht und eingeschränkte Funktionalität sind die Folge, was unser Körper früher oder später nicht mehr ausgleichen kann.

Fette und Proteine sind essenzielle Makronährstoffe. Wenn wir uns nur davon ernährten, würden wir gesund leben. Die Ballaststoffe aus diversen Blättern oder Beeren ergänzen die Kost, aber das wäre grundsätzlich schon alles.

> Für mich gibt es keine Alternative zur gesunden Keto-Low Carb Ernährung.

Warum sind Kohlenhydrate für uns nicht im größeren Maße vorgesehen?

Die meisten Kohlenhydrate bestehen aus Zucker.

Zucker teilt sich auf in Glukose und Fruktose. Beide haben einen komplett unterschiedlichen Stoffwechselweg.

Glukose kann von fast allen Zellen verstoffwechselt und in ATP umgewandelt werden. Fruktose leider nur in der Leber.

Wer glaubt, dass Fruktose „weniger schlimm" ist als Glukose, den muss ich leider enttäuschen. Fruktose kann sieben Mal schneller zu einer nicht alkoholischen Fettleber führen als Glukose!

Dabei macht die Dosis das Gift aus. Immer, wenn wir „über den Bedarf" Kohlenhydrate essen, kann dies einen negativen Effekt auf unsere Körperzellen ausüben. Zuviel Zucker ist schädlich für uns und außerdem wandeln wir den in Körperfett um.

Erst in der Keto-Adaption kann unser Körper wieder gespeichertes Körperfett in Energie umwandeln und dabei abbauen. Viele Bücher und Studien von namhaften Medizinern und Wissenschaftlern haben inzwischen wiederholt gezeigt, wie effektiv sich eine low carb-ketogene Ernährung auf die Körperfettreduktion, auf verbesserte HDL-Werte und eine wiedererworbene Insulin Sensibilität auswirken. (61,62,63)

Insulin Sensibilität ist das Gegenteil von Insulin Resistenz. Letztere macht uns krank und es ist wie mit so Vielen, die Sensibilität ist der Stoffwechselzustand, den wir bewahren und nach Kräften unterstützen müssen. Der Stoffwechsel- Gesundheits- Lifestyle mit einem verhaltenen Wechsel zwischen Low Carb und ketogener Ernährung in Verbindung mit den anderen gesundheitsfördernden Maßnahmen, die ich in diesem Buch beschreibe, bringen uns in diesen Zustand.

Wann ist etwas „Gift" zu nennen? Wenn die Substanz einen negativen Einfluss auf das gesamte System hat – wie der Zucker.

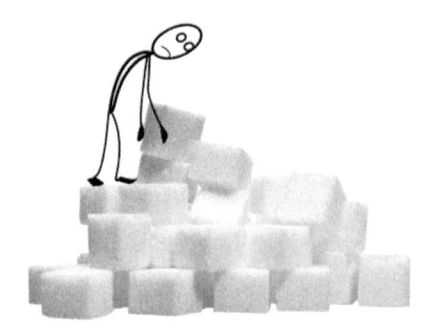

Kapitel 15 Der Zucker und seine Wirkung auf den Stoffwechsel

Warum ist Zucker „giftig"?

Unser Blut kann eine maximale Menge von ca. 4g Zucker tolerieren, das bedeutet etwa 5 mmol/Liter, mehr nicht. Das entspricht dem Inhalt eines Teelöffels. Alles darüber hinaus muss- so schnell es geht- aus dem Blut herausgebracht werden, weil der Zucker sonst im Blut chemische Reaktionen auslösen könnte. Dann würden wir uns am Zucker vergiften, denn wir besitzen keinen Transportmechanismus für Glukose im Blut.

Wir haben einen solchen für die Fette und einen für die Proteine aber keinen für Kohlenhydrate. Deshalb brauchen wir für die Entfernung des Zuckers aus dem Blut Insulin. Insulin ist eines unserer stärksten und vielfältigsten Hormone, mit einem großen Aufgabenspektrum.

Insulin wird sofort ausgeschüttet, sobald die Zunge auf Zucker trifft.

Es signalisiert allen Körperzellen, dass hier „Brennstoff" zur Energiegewinnung zur Verfügung steht, der die Mitochondrien erreichen soll. Dazu haben alle Zellen an ihrer Membran diverse Rezeptoren platziert. An diese dockt das Insulin an und „klopft an" worauf hin sich Kanäle in der Zellmembran öffnen, die die Glukose Moleküle eintreten lassen. Dieser Brennstoff ist intensiv, brennt mit „mehr Hitze" und ist schnell wieder „verbrannt". Ein Gramm KH hat einen Brennwert von 4 kcal, wogegen 1g Fett mehr als das Doppelte hat: 9 kcal.

Wie genau schädigt chronisch erhöhter Zucker im Blut die Gefäße und Organe? Was spielt sich da ab?

Chronisch erhöhter Zucker im Blut kann auf verschiedene Weise zu Schäden an Blutgefäßen und Organen führen. Einer der Hauptmechanismen ist die sogenannte glykämische Belastung, bei der eine hohe Konzentration von Zucker im Blut chemische Reaktionen auslöst, die zu einer Schädigung der Blutgefäße und Organe führen.

Im Falle der Blutgefäße kann die Schädigung durch die sogenannte Glykation von Proteinen ausgelöst werden. Das bedeutet, dass Zucker mit Proteinen im Blutgefäß Gewebe reagiert und chemische Verbindungen bildet, die als Advanced Glycation Endproducts (AGEs) bezeichnet werden. Diese AGEs können die Elastizität und Festigkeit der Blutgefäße beeinträchtigen, was zu Ablagerungen und Verengungen führen kann, die wiederum das Risiko von Herz-Kreislauf-Erkrankungen erhöhen.

In Bezug auf Organschäden führt chronisch erhöhter Zucker im Blut zu Schäden an Nieren, Nerven und Augen. Der Mechanismus hierbei ist ähnlich wie bei den Blutgefäßen. Die glykierten Proteine können sich in diesen Organen ansammeln und dies endet in Schäden an den Zellen und Geweben.

Zusätzlich führt chronisch erhöhter Zucker im Blut auch zu oxidativem Stress, da die Produktion von freien Radikalen sich erhöht. Dieser kann ebenfalls Schäden an den Zellen und Geweben verursachen.

Insgesamt ist vielfach erwiesen, dass chronisch erhöhter Zucker im Blut zu einer Vielzahl von gesundheitlichen Problemen führt, die von Schäden an Blutgefäßen und Organen bis hin zu einem erhöhten Risiko für Diabetes und Herzerkrankungen reichen.

Um es auf den Punkt zu bringen. Zucker besitzt eine zerstörerische Kraft auf die Körperzellen. Einer der schlimmsten Schäden, die chronisch erhöhter Zucker anrichten kann ist, dass er das Blut verdickt und die Innenschicht unserer gesamten Blutgefäße, der Darmwand und aller Zellmembranen schrittweise zerstören kann. Diese Schicht ist erst vor wenigen Jahren entdeckt worden. Ihre Aufgaben sind derzeit noch nicht bis ins Detail geklärt.

Die Glykokalix, Schutzschild für unsere Zellen

Diese Schicht heißt Glykokalix und man hat bisher herausgefunden, dass diese in unserem Blutkreislauf für einen ausgeglichenen Blutdruck sorgt, indem sie Stickstoff herstellt.

Die Glykokalix schützt die Zellwände sowohl vor mechanischen als auch chemischen Schäden. Dadurch bleiben die Zellwand und die Rezeptoren intakt und können ihre Funktionen erfüllen: beispielsweise nur Stoffe durch die Zellwand ins Innere hindurchzulassen, die da auch hingehören und gebraucht werden. Fremd- und Schadstoffe werden auf Abstand gehalten.

Damit schützt sie gleichfalls die Innenwände aller Blutgefäße. Solange die Zellen hier und deren Glykokalix intakt sind, bilden sie einen wirksamen Schutz vor Verletzungen der Blutgefäße und deren Durchlässigkeit -dem sogenannten „Leaken". Das heißt, wenn die Glykokalix verletzt oder stellenweise abgebaut wird, ist das Blutgefäß schutzlos und kann schneller Flüssigkeit in die Gewebe entlassen, hinaussickern lassen. (64)

Wir haben die damit verbundenen Risiken für unsere Körperzellen und die Matrix in Bezug auf Nährstoffversorgung, Verschlackung und Ödem Gefahr an früherer Stelle schon ausführlich besprochen. Daher ist dieser Punkt auch insbesondere für Frauen mit Lip-/Lymphödem wichtig.

Allerdings trifft das auf alle Zellen in unserem Körper zu und verdient daher mehr Aufmerksamkeit.

Untersuchungen von Dr. Paul Mason (Sidney) haben gezeigt, dass beim Konsum nur einer hoch glykämischen Mahlzeit, die Glykokalix zwischen 8 und 12 Stunden für die Regeneration braucht. Oxidiertes LDL spielt hier eine Hauptrolle.

Diese Form von Cholesterin wird gefährlich durch die Bildung von AGEs - Advanced Glycation Endproducts. Und diese entstehen wiederum hauptsächlich durch den Konsum von Zucker in Kombination mit Protein und/oder Fetten.

Die Glykokalix umfasst eine Fläche von ca. 6000-7000 m2. Was passiert mit diesem supergroßen „Organ", wenn wir uns permanent hauptsächlich von Kohlenhydraten in Kombination mit Proteinen oder Fetten ernähren? Sie kann sich in dem Falle nicht mehr ausreichend regenerieren und baut sich immer weiter ab.

Dadurch werden die Gefäßwände „rissig" und es wandern oxidierte LDL-Moleküle und diverse weiße Blutkörperchen in die Spalten und bilden nach und nach arteriosklerotische Plaque. Erhöhter Blutzucker zusammen mit LDL führen zu Arteriosklerose, wobei es die Kohlenhydrate sind, welche das LDL oxidieren lassen. In diesem Zusammenhang spielt Fruchtzucker eine bedeutende Rolle.

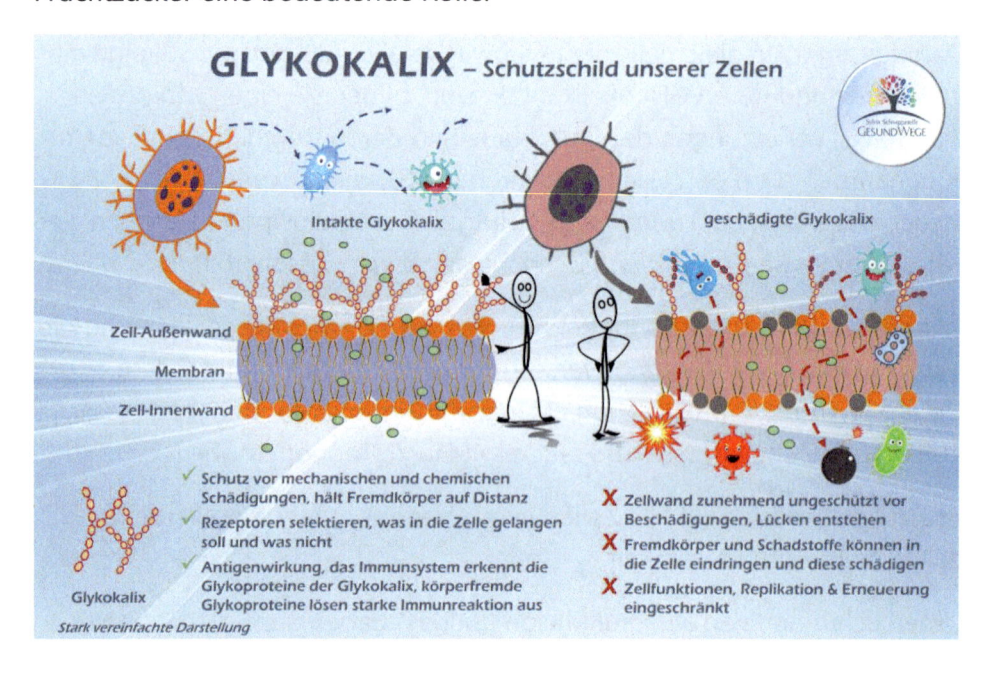

GLYKOKALIX – Schutzschild unserer Zellen

Intakte Glykokalix — geschädigte Glykokalix

Zell-Außenwand
Membran
Zell-Innenwand

Glykokalix

✓ Schutz vor mechanischen und chemischen Schädigungen, hält Fremdkörper auf Distanz
✓ Rezeptoren selektieren, was in die Zelle gelangen soll und was nicht
✓ Antigenwirkung, das Immunsystem erkennt die Glykoproteine der Glykokalix, körperfremde Glykoproteine lösen starke Immunreaktion aus

✗ Zellwand zunehmend ungeschützt vor Beschädigungen, Lücken entstehen
✗ Fremdkörper und Schadstoffe können in die Zelle eindringen und diese schädigen
✗ Zellfunktionen, Replikation & Erneuerung eingeschränkt

Stark vereinfachte Darstellung

Bei Diabetikern wurde eine 50%ige Reduktion der Glykokalix festgestellt. Eine solche Schädigung führt zu einer erhöhten Thrombosegefahr und zu einer verstärkten Drainage durch leakende Gefäße. (65)

Wozu brauchen wir Zucker?

Zucker „verbrennt" schnell bei der Energieerzeugung, hat aber einen geringeren Brennwert als Fett. Bei der Herstellung von ATP aus Glukose im Citratzyklus, entsteht mehr oxidativer Stress für die Zellen und Membranen. AGEs und freie Radikale können gesunde Körperzellen angreifen und zerstören. Deshalb ist die Zuckerverbrennung keine „saubere" Form der Energiegewinnung.

Wenn die Zellen überlasten und/oder geschädigt sind kann Glukose auch außerhalb der Mitochondrien in etwas ATP umgewandelt werden- das ist dann die Form der Gärung. Diese Form der ATP-Produktion ist ein deutlich eingeschränktes Notfallprogramm (nur sehr wenig ATP) und findet ohne Sauerstoff statt. Je mehr Gärung erfolgt, desto stärker wird der „Nährboden" für entartete Zellen und Krebs bereitet.

Also warum brauchen wir Zucker?

Zunächst einmal hat sich die Natur „ja etwas dabei gedacht", als sie uns Menschen mit den zwei Stoffwechselpfaden Kohlenhydrat- und den Fettstoffwechsel ausgestattet hat. Beide sind in der Lage, Energie zu erzeugen. Und Insulin stoppt die Fettverbrennung.

Wir erinnern uns wieder einmal an unseren Frühmenschen, wo diese Wechselwirkung überlebenswichtig war (Will die Natur uns fett haben?). Kamen im Herbst vermehrt Kohlenhydrate in Form von Früchten und Beeren „auf den Teller", dann wanderten Fette und überschüssiger Zucker auf die Speicherdepots, die dann durch Keto-Adaption im Winter als Energie Ressource zu Verfügung standen. Nun, das war vor langer Zeit und diese Wechselwirkung ist in Zeiten von ständigem Nahrungs- und insbesondere Zuckerangebots eher die Ursache von Fehlfunktionen und Krankheiten.

Zucker wird auch gebraucht, wenn wir uns in einem erhöhten „Alarm"- oder „Stress" Zustand befinden, in Kampf oder Fluchtsituationen. Hier muss der Körper in der Lage sein, sofort und intensiv reagieren zu können, um sein Leben zu schützen. Zucker kann diese schnelle Energie liefern und das ist auch der eigentliche Sinn des Zuckers.

Einige wenige Zellen unseres Körpers brauchen ebenfalls Glukose (Zucker) und können nicht auf Ketone umstellen. Das betrifft Zellen aus den Nieren, unserer Retina oder die roten Blutkörperchen.

Entgegen der Meinung vieler Menschen, kann unser Gehirn vollständig ohne Kohlenhydrate gesund sein. Es ist in der Lage, neben Ketonen auch Milchsäure in ATP umwandeln, denn alle Gehirnzellen besitzen einen Zellkern und Mitochondrien. (Dr. Eckberg)

Für die wenigen Mengen, die wir an Zucker verbrauchen, hat unser Körper perfekt angepasste Mechanismen und Speicher.

Der körpereigene Speicher für Glukose/Glykogen beträgt ca. 450-500 kcal - gespeichert in der Leber und etwa 1500-2000 kcal – gespeichert in den Muskeln. Je nachdem, wieviel Muskelmasse als Speicher vorhanden ist. Dazu die Menge eines Teelöffels Zucker im Blutkreislauf, das wäre alles. Und mehr benötigen wir nicht. (66)

Im Kapitel über das Fasten haben wir außerdem gesehen, dass es gar nicht zwingend notwendig, dass wir Zucker tatsächlich konsumieren müssen, damit wir ihn zur Verfügung haben. Unser Körper ist so eingerichtet, dass er bedarfsgerecht Zucker in der Leber durch die Gluconeogenese herstellen kann- aus Fetten oder Proteinen. (67)

> An diesen Fakten ist deutlich zu erkennen, wie gut unser Körper an die Stoffwechsel-Ketose angepasst ist. Zucker, so wie wir ihn kennen gab es in den Zeiten als sich unser genetischer Code herausgebildet hat nicht. Eventuell in Form vom Honig wilder Bienen. Die Früchte seinerzeit würden uns heute wohl eher das Gesicht verziehen lassen, denn in ihrer Urwüchsigkeit waren die wohl alles andere als Zucker süß. Zucker ist explosiver Brennstoff und muss sehr wohldosiert verwendet werden. Sonst nimmt unser Körper Schaden.

Glukose ohne Überzuckerung bzw. Hyperglykämie

Unser Körper produziert nicht pausenlos Glukose, sondern nur, bis die Speicher aufgefüllt sind. Sie entleeren sich nur, wenn wir fasten oder trainieren.

Kleinere Mengen Zucker verbrauchen wir über den Tag wie gesagt durch die nicht Keto adaptierenden Zellen. Das entspricht zirka 50 kcal am Tag. Bei einem Brennwert von 4 kcal je Gramm entspricht das einer Menge von ungefähr 12g Glukose (Zucker)

Der Durchschnittsbürger verbraucht indes etwa 90g reinen Zucker am Tag. (s. „Statista")

In dieser Rechnung sind nicht die gesamten Kohlenhydrate berücksichtigt, die in irgendeiner Form ja auch in Glukose umgewandelt werden.

Nehmen wir ein Weizenbrötchen. Es wiegt etwa 50g Gewicht und hat einen Energiewert von 125kcal. Dieser besteht zu Hälfte aus hochglykämischen Kohlenhydraten (26g) und etwas Protein (5g). Da es ein raffiniertes Weißmehl Produkt ist, gibt's so gut wie keine Ballaststoffe und die 26g KH werden zum größten Teil in Glukose umgewandelt. Bei einem Brennwert von 4 kcal je Gramm entspricht das 104 kcal in Form von Glukose bzw.- Zucker.

Schon allein ein Brötchen liefert doppelt so viel Glukose, als unsere nicht adaptierenden Zellen am Tag benötigen. Lass dich bei dieser Rechnung nicht davon verwirren, dass in Nährwert Tabellen bei Weizenbrötchen unter den Kohlenhydraten noch eine Zeile „davon Zucker" aufgeführt ist. Dies ist nur ein Bruchteil dessen, was die Kohlenhydrate selbst ausmachen. Da im raffinierten Weizenmehl so gut wie keine Ballaststoffe mehr enthalten sind, werden fast die gesamten (hochglykämischen) Kohlenhydrate in Glukose umgewandelt.

Und das ist nur ein trockenes Brötchen ohne Konfitüre oder Schokocreme.

Alles bis auf den einen Teelöffel Zucker muss das Blut rasch wieder verlassen.

Was passiert, wenn man sich hauptsächlich von Brötchen, Brot, Pizza, Kuchen, Keksen, Riegeln, Müslis, Kartoffeln, Reis oder Nudeln ernährt? Die Zellen wehren sich immer stärker gegen das Zucker Überangebot und deaktivieren die Insulinrezeptoren. Jetzt steckt der Körper in einer echten Notsituation. Er muss den Zucker aus dem Blut bringen, aber die Zellen verweigern ihn zunehmend.

> Hier springt die Leber ein und wandelt den Zucker in Fette um. Unser Körper ist erfinderisch und besitzt eine Vielzahl von Notfallplänen, um Dysbalancen und Fehlfunktionen, zumindest zeitweise auszugleichen. Aber es gibt ein Toleranz Limit und die Leber macht das auch nur so lange, bis sie selbst verfettet und erkrankt.

Die Fette zu speichern, fällt unserem Körper leicht. Er ist dafür ausgelegt. Und Fette dienen uns als Energie-Reserve. Diese Speicher bieten bei einer normal gewichtigen Person ca. 100.000 Kcal an Energie in Form von Fett.

Kann unsere Leber den Zucker nicht mehr rasch genug in Körperfett umwandeln, weil sie durch die eigene Verfettung und Insulinresistenz geschädigt ist, steigt der Blutzucker höher und die Bauchspeicheldrüse muss immer mehr Insulin ins Blut pumpen, damit sich doch noch Zellen finden, die den Zucker irgendwie aufnehmen können.

Ein hoher Anteil an Blutzucker und hohe Insulinmengen im Blut wirken sich schädigend auf alle Gewebe aus und kreieren viele Entzündungen im gesamten System.

Hyperglykämie oder „Überzuckerung" ist ein Zustand, der akut und chronisch auftreten kann. Beides beeinträchtigt unsere Gesundheit in verschiedenem Maße. Eine chronische Hyperglykämie führt zum Diabetes mellitus und vielen weiteren chronischen Krankheiten.

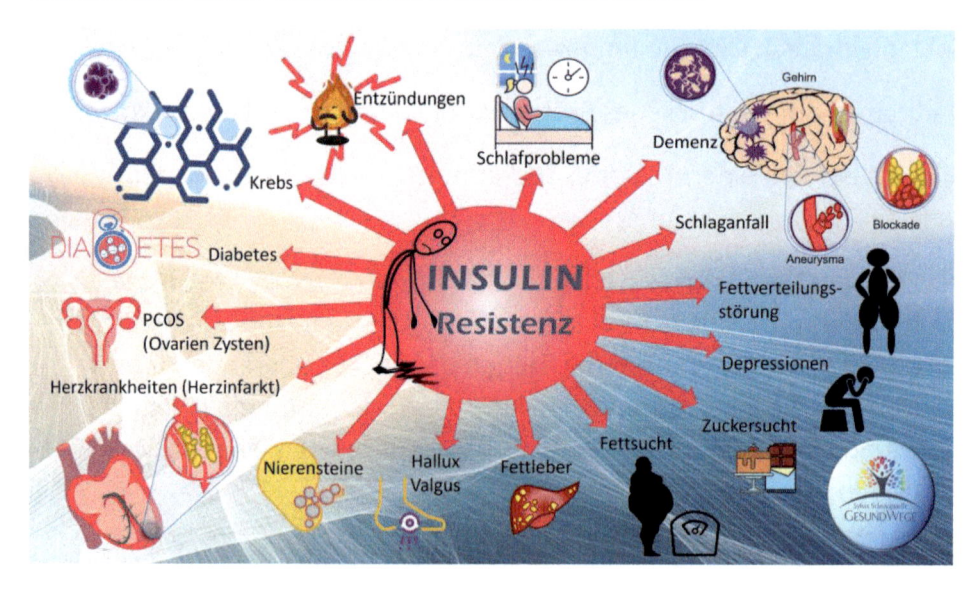

Wie sich chronisch hoher Blutzucker anfühlt?

- Man hat ständig Durst,
- Das Herz schlägt zu schnell,
- Der Drang zu urinieren ist häufig, insbesondere nachts.
- Man fühlt sich müde und erschöpft oder ist im ständigen Wechsel zwischen Erregung und Erschöpfung.
- Die Lust auf Snacken und Naschen ist groß.
- Schwitzen und Frieren wechseln schnell ab.
- Bei chronisch erhöhten Blutzuckerwerten kommt es zu immer mehr Komplikationen und zu Organschäden.

Der Hauptgrund dafür ist die nicht enzymatische Glykation durch die Verbindung von Zucker mit den Aminosäuren, aus denen die Zellen bestehen. Glykation (Glykierung) bezeichnet die Reaktion von Proteinen, Lipiden oder Nukleinsäuren mit Kohlenhydraten ohne Beteiligung von Enzymen.

Das Reaktionsprodukt der Glykation wird Advanced Glycation Endproduct (AGE) bezeichnet. Sie kann exogen oder endogen stattfinden, d. h. außerhalb oder innerhalb des Körpers. Ich erwähnte es an anderer Stelle.

Außerhalb des Körpers, damit meint es die Zubereitung der Nahrung, durchbacken, braten, grillieren, frittieren oder rösten. All diese Zubereitungsarten haben gemeinsam, dass sich der Zucker ab einer Temperatur von über 120 Grad mit den Proteinen in der Nahrung verbindet und eine Maillard Reaktion erzeugt- eine Bräunung. Diese Bräunung zählt zu den krebserregenden Stoffen.

Innerhalb des Körpers finden ebenfalls diese Reaktion statt- die „Verzuckerung" der Gewebe. Hier bilden Glukose und Fruktose eine chemische Verbindung mit den Proteinen und Lipiden (Fetten) im Körper und es entstehen AGEs.

Bei Diabetikern oder Prä-Diabetikern kann sich dies an den bräunlichen Verfärbungen des Nackens oder anderen Stellen auf der Haut zeigen. Altersflecken sind ebenfalls ein optisches Zeichen für die Wirkung der AGEs.

Dies alles umfasst die am meisten unterschätzten Komplikationen, welche nicht allein mit sporadischen Blutzuckermessungen ermittelt werden können. Die oxidierte Glukose wird Teil von Entzündungsprozessen. Oxidiertes LDL ergänzt die Anzahl und Häufigkeit von Entzündungen und kann zu arterieller Plaque führen.

Die Effekte der Glykation können wir über den Langzeitblutzucker Wert messen: den HBA1c Wert. Er zeigt die Schäden an den roten Blutkörperchen der letzten 3 Monate an, denn dies ist ihre Lebensdauer, bevor sie wieder abgebaut werden.

Je höher die Prozentzahl ist, desto größer der Schaden und mögliche gesundheitliche Konsequenzen aufgrund von Zucker in Blut und Geweben.

Wenn wir von den Schäden durch Insulinresistenz sprechen, dann meinen wir die Schäden durch die AGEs.

Durch AGEs kann es:

- Zu Gehirnschäden wie Demenz oder Schlaganfall kommen
- Zu Augen Degenerationen
- Zu Blutgefäßschäden- brüchigen Gefäßen und Arteriosklerose
- Zu Herzschäden durch Herzinfarkt oder Hypertrophy (Herzvergrößerung)
- Zu Nierenschäden durch Niereninsuffizienz
- Zu Nervenschäden durch periphere Neuropathie
- Zu Schäden der Gliedmaßen und deshalb zu Amputationen
- Zu Schäden durch Infektionen mit gestörter Wundheilung oder
- Es kann zu Krebs führen.

AGEs und ihre Zerstörung beziehen sich nicht nur auf die Körperzellen, sondern sogar auf unsere DNS in den Zellkernen – den Messenger Proteinen.

Der Schaden durch Zucker führt zu Nährstoffmängeln und Mineralstoff-Verlusten.

Der chronisch erhöhte Blutzucker ergibt eine wachsende Insulinresistenz mit immer höheren Mengen an Insulin im Blut.

Das Insulin reduziert Magnesium, es reduziert die Vitamin D Aktivitäten und durch die erhöhte Entzündungsneigung steigt gleichsam der Kalium-, Zink- und Vitamin- B Verbrauch.

Bei der Verstoffwechslung von Fruktose entsteht das Nebenprodukt Harnsäure. Diese lagert sich in den Gelenken der Gliedmaßen ab und ruft Entzündungsreaktionen durch das Immunsystem hervor. Harnsäure reduziert den Stickstoff, den wir für ein korrekt funktionierendes Immunsystem brauchen, was zu einer erhöhten Infektionsrate und zu mehr Allergien beiträgt.

Eine Kohlenhydrate Unverträglichkeit steht in Verbindung mit einer verschlechterten Immunfunktion. In einer Studie wurde gezeigt, wie weiße Blutkörperchen- Neutrophile Bakterien fressen. Nach einer hoch glykämischen Mahlzeit kam es zu einer Verringerung der Aktivitäten des Immunsystems, dass ca. 5 Stunden anhielt.

Fruktose wird in LDL-Cholesterin umgewandelt und wenn es oxidiert, dann führt dies zu den gefährlichen „very low density" Lipoproteinen - hauptsächlich beteiligt an den Ablagerungen in den Gefäßen.

Wenn man fastet, verbessert sich die Immunfunktion.

Ebenso nehmen die roten Blutkörperchen Schaden durch den Konsum von Zucker. Sie verändern ihre Proteinstruktur und es kommt gleichzeitig zum Geldrollen-Phänomen.

Für Frauen mit Lipödem sei an dieser Stelle erwähnt:

Eine Kombination aus AGEs und freien Radikalen führt vermehrt zu Schäden des Kollagens und Bindegewebes! Dies erweitert die Quellen der Entzündungen des Lipödem Gewebes, welches durch Insulinresistenz verschlimmert.

Die Abbauprodukte vom Zucker – die AGEs- sind überall in den Geweben zu finden, doch gibt es keine Abbauprodukte von Fetten oder Proteinen in den Geweben.

> Wer sich Kohlenhydrate arm ernährt, reduziert die Toxine im Körper. (Dr. G. Fettke).

Wenn wir Kohlenhydrate reduzieren,

Dann kann die Glykokalix regenerieren und die Fettleber sich schrittweise von ihrem Fett befreien und heilen.

Das Blut wird wieder flüssiger und Sauerstoff reicher.

Körperfett kann abgebaut werden, weil Insulin niedrig ist.

Die kardiovaskuläre Situation wird verbessert, weil der Herzmuskel wieder besser versorgt wird.

Entzündungen reduzieren, weil Insulin auf ein niedriges Niveau sinkt.

Gemütszustände und Schlafprobleme verbessern sich, weil das Gehirn wieder besser arbeitet.

Die Bauchspeicheldrüse erholt sich, weil sie nicht mehr übermäßige Mengen an Insulin produzieren muss, da die Zellen die Resistenzen aufgeben.

Galle und Magen beginnen mit einer verbesserten Verdauungssaftproduktion, weil die Nahrung aus den wichtigen Makronährstoffen Proteinen und Fetten besteht und diese Nährstoffe die Arbeit der Organe fordert.

Der Körper entwässert und wird schlanker, trockener und fester, weil er nicht mehr Wasser speichern muss,

um beispielsweise Entzündungen zu bekämpfen.

Der Druck oder Schmerz in den Lipödem Beinen verschwindet, weil kein Zucker mehr für Drainage durch die Gefäßwände sorgt, Entzündungen reduziert werden und weil der Abbau des kollagenen Bindegewebes gebremst wird. Die Beine fühlen sich leichter und schlanker an.

Studien und die Praxis zeigen: Ketone sind langfristig sicher.

Eine Mutter kann ihr Kindes im Mutterleib unterstützen, wenn sie ketogen lebt. Die Schwangerschaft ist wichtig für die Entwicklung des angeborenen Immunsystems, für die Gehirnentwicklung, für die Ausbildung gesunder und leistungsfähiger Organe. All diese Funktionen kann die Mutter nicht optimal ausführen, wenn sie zu wenig von den essenziellen Bausteinen des Lebens zu sich nimmt.

Ernährt sie sich Low-Carb-das heißt mit nur begrenzten Kohlenhydraten aber mäßig vielen Proteinen und von guten Fetten, dann kann sich der Embryo optimal entwickeln, weil alle „Bausteine" des Lebens in ausreichender Menge und Qualität zur Verfügung stehen.

Bei einer High Carb oder veganen Lebensweise können die werdenden Mütter eher zu Schwangerschaftsdiabetes neigen oder es kann zu einer verzögerten Entwicklung des Kindes aufgrund fehlender Makronährstoffe kommen. Kohlenhydrate geben uns keine Bausteine, welche zur Bildung neuer Körperzellen zwingend notwendig wären.

Laut den Erfahrungen von Dr. Gary Fettke kommt es am Ende hier häufiger zu:

- Geburtsfehlern
- Fehlgeburten
- Zu hohem oder zu niedrigem Geburtsgewicht
- Schwangerschaftskomplikationen
- Verzögerter Entwicklung der Kognition des Kindes
- Verzögerter Gesundheitsentwicklung des Kindes
- Schwächerem Immunsystem.

Im Laufe des Lebens zeigt es sich in jeder Altersstufe, dass eine gesunde Form der ketogenen Ernährung in Kombination mit Fasten und einem aktiven Lebensstil eine ausgewogene Alternative darstellt. Das bezieht sich auf den Körperfettanteil und die Muskelmasse, auf die Denkleistung und Kognition, auf Stoffwechselgesundheit und Entzündungsreduktion, auf verbesserte Mitochondrien Leistung und Langlebigkeit.

Kapitel 16 Die Aktivierung des Vagus Nervs

„Vagus" kommt aus dem Lateinischen und bedeutet „zu wandern". Dies deshalb, weil der Nerv vom Gehirn über den Brustkorb zum Darm und bis zum Geschlecht führt.

Der Vagus Nerv ist der 10. Cranialnerv von insgesamt 12 Gehirnnerven und er bildet die wichtigste Verbindung zwischen unserem Körper und unserem Geist. Schon seit tausenden von Jahren und in verschiedenen Kulturen wurde und wird versucht, über den Körper Einfluss auf den Geist zu erlangen. Dafür gibt es viele kraftvolle Techniken.

Unser Körper verfügt über 100 Milliarden Nervenzellen, die innerhalb ihres Netzwerkes die wichtigsten „Datenautobahnen" darstellen. Der Vagus Nerv bildet hierbei eine Hauptachse. Durch ihn werden alle wichtigen Organe stimuliert und damit kontrolliert er die parasympathischen Körperprozesse.

> Das Wissen um den Vagus Nerv ist deshalb so relevant, weil dies unser wichtigster „Selbstheilungsnerv" ist. Er macht ca. 75% des gesamten parasympathischen Nervensystems aus.

Der Vagus Nerv besteht aus einem rechten und einem linken Nervenstrang. Auf seinem Weg durch den Körper signalisiert er Atmung, Sprache, Schlucken, Herzrate und Blutdruck. Er beeinflusst das Hören, das Schmecken, die Zirkulation und die Darmbewegungen.

Er kann die Galle zur Ausschüttung veranlassen, regt die Bauchspeicheldrüse an und er hat Einfluss auf unsere Orgasmus Fähigkeit und die Empfängnis!

So langsam bekommst du vielleicht eine Idee davon, was für Potential in der Aktivierung des Vagus Nervs steckt.

> Eine gesunde Aktivität des Vagus ermöglicht es uns, Gehirn Areale zu nutzen, die für die Kreativität und Selbstverantwortung stehen.

Andersherum wird der Vagus Nerv durch Angst, Inaktivität, ungesunde Lebensgewohnheiten, mangelhafte Ernährung und Schlafmangel negativ beeinträchtigt. Ist der Vagus blockiert und in seiner Funktionalität eingeschränkt, ist uns dieser Zugang verwehrt und wir werden empfänglicher für diverse Krankheiten wie Insulinresistenz und allem, was damit in Verbindung steht.

Praktisch gesehen haben wir über den Vagus Nerv direkten und indirekten Einfluss auf die Verläufe von Migräne, Blähungen, Verstopfungen, auf den Magensaft und Gallefluss. Ebenso auf die Enzyme aus der Bauchspeicheldrüse, auf die Leber und die Milz. Das bedeutet: auf die Qualität der Verdauung, auf die Entgiftungsfähigkeit und der Blutbildung. Wer zum Beispiel häufig Nackenprobleme hat, hat oft auch ein Problem mit dem Vagus. Der Nerv empfängt sensorische Informationen zu Schmerzen, Berührungen, Temperatur in Kopf und Torso. Er erhält sie ebenso über den Darminhalt, den Blutdruck der Hauptschlagader und deren Sauerstoffgehalt. Der Vagus Nerv kontrolliert die Muskelkontraktionen für Gaumen, Zunge und Kehlkopf und damit beeinflusst er direkt das Sprechen und das Schlucken. Ist er beeinträchtigt, kann sich das über Heiserkeit, Schluckbeschwerden oder fehlenden Würgereflex bemerkbar machen.

Ich bin überwältigt von der Vielzahl der Aufgaben und Einflüsse des Vagus Nervs auf unser Befinden. Und weil er eine solch große Bandbreite bedient, kann es überall zu Einschränkungen kommen, wenn es um Entspannung, Regeneration und Verdauung geht. Entwickeln wir eine simple, aber wirksame Alltagsroutine, um diesen wichtigen Nerv immer wieder zu aktivieren. Damit fördern wir über das Körperliche hinaus unsere Wahrnehmung, unser Verantwortungsgefühl und eine bewusste Entscheidungsfindung.

Body-Mind-Soul (Körper, Geist & Seele)

Mit dem Training des Vagus Nervs- als stärksten Vertreter des parasympathischen Nervensystems - entwickeln wir die Fähigkeit, sowohl den Körper als auch unseren Mind (unseren Geist) immer besser zu verstehen und zu kontrollieren.

Zum Beispiel die Angst ist oftmals präsent und sie beeinflusst kontinuierlich unsere Performance. Sie sitzt ausschliesslich im Geist. Die Herausforderung ist hier, die Gedanken zu beruhigen, und aus dieser Ruhe heraus bessere Entscheidungen zu treffen.

Gleichzeitig üben wir dabei einen wohltuenden Einfluss auf die Funktionen von Nieren, Herz, Verdauung, Schilddrüse, Lunge, Leber und Galle aus.

Alle Osteopathen arbeiten hauptsächlich daran, mit sanftem Druck ihrer Hände den Vagus Nerv wieder zu stimulieren. Wir können sowohl die Organe über den Vagus- als auch den Vagus über die Organe stimulieren.

Zu meinen persönlichen Praktiken der Vagus Aktivierung gehören:

- Atemübungen
- Yoga
- Meditation
- Tägliches Wandern in der Natur
- Kaltduschen
- Singen
- Lachen und Umarmen
- Klopfmassagen und Bürstenmassagen

Zum Beispiel kannst du mit bewusster Atmung deinen Herzrhythmus beruhigen oder mit Yoga die Organfunktionen in Balance bringen. Dies übt einen positiven Einfluss auf den Vagus Nerv aus und wir entwickeln ein „gutes Bauchgefühl".

Meine fünf kleinen Rituale, die du abwechselnd überall und zwischendurch ausführen kannst:

1. Die Region: kleine Vertiefung in der inneren Ohrmuschel über dem Gehörgang- unter der Falte- mit den Zeigefingern leicht bis mäßig mit Druck kreisend in beide Richtungen massieren für 2-3 min lang.

2. Gleich im Anschluss die Ohrkanalrückwand (erstes Hindernis der Fingerkuppe im Hör Kanal) in kleinen Kreisen massieren in verschiedener Intension und abwechselnder Richtung. Beobachte dabei deinen Körper: Entspannst du dich? Beruhigt sich der Herzrhythmus? Bildet sich Speichel?

3. Klopfe rhythmisch mit mittlerer Intensität mit Zeige- und Mittelfinger rund um die Ohren den Schädel ab. Dies für eine Zeit von etwa 2 Minuten. Spüre in dich hinein, wie du dich dabei fühlst und ob sich etwas in deinem Körper verändert.

4. Massiere für eine Minute lang deine Ohrläppchen, bis sie sich warm und durchblutet anfühlen. Wie empfindest du das?

5. Lege beide Hände auf deinen Hinterkopf und verschiebe deine Kopfhaut kreisend in die eine und dann in die andere Richtung. Mache dies eine Minute lang.

Beobachte, wie du dich fühlst und ob dein Mund feucht wird. Das sind die richtigen Zeichen für die Aktivierung des Parasympathikus und das Gehirn empfängt Signale wie: „ich bin ok und ich fühle mich sicher".

Besonders in den jetzigen Zeiten mit all den größeren Umwälzungen und Unsicherheiten im Außen ist es für uns von Wichtigkeit, sich jederzeit und überall selbst beruhigen und entspannen zu können.

Mit dem Loslassen startet die Erholung und wir kommen so in die Lage, Krankheiten besser vorbeugen zu können. Selbst für unsere Kinder ist dies eine simple und wichtige Praxis.

Wir trainieren nebenbei jedes Mal ein etwas Souveränität und Gelassenheit und bieten somit dem Stress immer weniger Raum.

Kapitel 17 Optimierung der Stoffwechselgesundheit mit CGM

Unser Blutzucker ist ein wichtiges Indiz für die Gesundheit und Flexibilität des Stoffwechsels. Ich trage seit April 2022 selbst einen „Continuous Glucose Monitor" (CGM) und habe seither von meinem persönlichen Metabolismus erstaunlich Neues gelernt.

> Große Schwankungen des Blutzuckers über den Tag heben die Blutzuckergrundlinie - das Grundniveau an und je öfter wir Spitzen erleben, desto schneller entwickeln und verstärken wir die Insulinresistenz und die Gewichtszunahme.

Der CGM- in Verbindung mit den Apps von Freestyle Libre und Veri - zeigt mir deutlich, wo ich mit der Stoffwechselgesundheit stehe, wenn ich beispielsweise anstelle von Keto die Low Carb oder die normale gesunde Mischkost wähle. In der Zeit meiner Messungen fiel die Corona Erkrankung, bei der ich mehr als 2 Wochen lang mit Fieber, Schwäche und Schmerzen kämpfte. Der Stress war derart hoch, dass ich trotz geringster Nahrung (nur kleine Mengen Rohkost) dennoch deutlich zu hohe Blutzuckerlevel hatte.

Für solche Beobachtungen ist der CGM in meinen Augen besonders wertvoll.

Die Free Libre App zeigt mir viele verschiedene Werte und Tendenzen in Bezug auf den Blutzucker und sein Verhalten innerhalb der letzten 90 Tage an. Wenn das Grundniveau des Glukosespiegels zum Beispiel ohne Änderung der Ernährung oder anderer Gewohnheiten steigt, könnte dies ein Hinweis auf eine bevorstehende Erkrankung/Erkältung sein.

Die App macht sogar eine Einschätzung zum gegenwärtigen HBa1c Wert/ den Langzeitblutzuckerwert, welcher die Glykierung, das heißt, die „Verzuckerung" des Blutes anzeigt.

Je höher der HbA1c Wert ist, desto unflexibler sind die roten Blutkörperchen und geringer ist ihre Beweglichkeit durch die feinsten Kapillaren.

Er wird als Grundlage dafür genommen, die Gefahr der Arteriosklerose sowie die generelle Gewebealterung durch Nährstoff Unterversorgung einzuschätzen. Ein hoher Wert kann zu schnell absterbenden Körperzellen und Geweben führen. Ein Grund, warum man Diabetikern beispielsweise manchmal die Gliedmaßen amputiert werden oder sie erblinden.

Je länger ich den CGM trage, umso besser lerne ich die Reaktionen meines Stoffwechsels kennen und das in verschiedenen Situationen und unter bewusst herbei geführten kurzfristigen Stressoren wie Sauna, Kaltduschen oder Fasten. Ich sehe, welche Art Nahrung für mich persönlich am besten für einen gesunden Stoffwechsel geeignet ist und dass es zum Beispiel einen entscheidenden Unterschied macht, ob ich einen Apfel vor oder nach einer Mahlzeit esse.

Mit dem CGM erkenne ich, wie viele Blutzuckerspitzen ich durch mein Essverhalten erzeuge. Diese Spitzen veranlassen die Bauchspeicheldrüse jedes Mal, mehr als üblich Insulin ins Blut zu leiten. Das Insulin Niveau im Blut steigt, je öfter neue Glukosespitzen kreiert werden. Ein hoher Insulinspiegel bringt es mit sich, dass die Leber überschüssigen Zucker in Fett umwandeln muss. Mit wachsendem Anteil des Fettgewebes führt dies zu immer mehr Hormon Abnormalitäten. (67) Überall in unserem Körper lösen Fettansammlungen Zellschädigungen aus.

Jede hohe Blutzuckerspitze setzt Stresshormone frei und erzeugt Heißhunger auf hochglykämische, aggressive Nahrungsmittel wie die üblichen Verdächtigen: Backwaren, Schokolade, Süßigkeiten oder Eis.

Mit Hilfe des CGM erkennen wir den Teufelskreis aus Blutzuckerspitzen, Insulinresistenz und gestörten Hormonausschüttungen. Sie sind für eine geringe Stoffwechselgesundheit und für viele Krankheiten sowie Fettleibigkeit verantwortlich.

Du kannst mit den eigenen Beobachtungen der Blutzuckerkurve erkennen und lernen, wie du direkt Einfluss auf deinen persönlichen Stoffwechsel nehmen kannst. Das ist der Goldstandard auf dem Weg in eine nachhaltige und langfristig wirksame Gesundheit und Schlankheit.

Wenn du es mit der Gewichtsreduktion nicht so eilig hast und eher die Basis für eine gesunde Stoffwechselregulation setzen willst, kannst du ebenso ohne Keto – mit einer qualitativ hochwertigen Mischkost deine Hormon Dysbalancen und eine eventuelle Insulinresistenz heilen.

Mittel oder langfristig führt eine konsequent vollwertige, ausgewogene Qualitätsernährung dazu, dass sich der eigene (Gewichts-) Set Point auf ein gesundes, schlankes Niveau herabsenkt, und dies könnte für das ganze restliche Leben ein umsetzbares Ziel bedeuten (68).

Mit der Entscheidung, eine Zeitlang ketogen zu essen (immer vorausgesetzt, auf Basis von guten Qualitätslebensmitteln ohne endlose Zusatzstoffe) können wir den Fettabbau beschleunigen und dann in eine gesunde Low Carb Mischkost überwechseln.

> Bei all den Unternehmungen ist die Kontrolle des Blutzuckers eine ausgesprochen wichtige Hilfe und Orientierung. Sie ist Bestätigung für die Richtigkeit der eigenen Entscheidungen.

Hier einige meiner persönlichen Beobachtungen:

Ist das Ziel Gewicht zu halten und nicht zu ketogen essen, dann funktioniert es, solange ich weder Back- oder Teigwaren aller Art oder Zucker konsumiere. Purer Roggen-Sauerteig ist in kleinen Mengen am Ende einer Mahlzeit verträglich.

Gekochte Gemüse ergeben höhere Blutzucker Amplituden als rohe. Das liegt daran, dass durch das Kochen die Ballaststoffe und Stärkemoleküle aufgebrochen werden und Stärke in Zucker umgewandelt wird. Ballaststoffe im Rohzustand reduzieren die Geschwindigkeit, mit der Glukose ins Blut wandert. Es gibt aber Gemüse, die ich gar nicht esse: Kartoffeln. Sie lassen meinen Blutzucker förmlich explodieren! Weißer Reis ist für mich ebenso tabu, weil er die Messkurve ebenfalls schnell ansteigen lässt.

Gesunde Lebensmittel wie Mandeln, Spinat, schwarze Schoggi, Rhabarber, Erdnüsse, Sesam, Mangold und Karambole vertrage ich nicht.

Alle von ihnen enthalten enorme Mengen an Oxalaten und das stresst meinen Körper. Er antwortet mitunter deutlich zeitversetzt mit höherem Blutzucker und Histamin.

Dies sind nur einige Beispiele, wie ich die Vorteile des kontinuierlichen Glukosemessens für mich und meine Performance nutze.

Innerhalb der Veri App ist eine Art simple Mahlzeitenerfassung, der Aktivitäten und der Schlafeintragung möglich. So kann ich Messkurven und Verhalten in Beziehung setzen.

Es gibt inzwischen auch andere Möglichkeiten, den Blutzucker und andere Parameter zu überwachen. Einige Smart Watches bieten das beispielsweise an. Was auch immer du nutzen möchtest, eine permanente Überwachung deiner Performance und insbesondere deines Blutzuckers, zumindest eine Zeit lang, kann dir die Augen öffnen und zu einem wirklich besseren Verständnis deines Körpers führen.

Indem ich verstehe, welche Gewohnheiten meinen Blutzucker stabil halten, kann ich die Stoffwechselgesundheit immer weiter stärken und festigen und am Ende richtet sich der Körper auf ein dauerhaft gesundes Gewichts- und Fettanteil Niveau ein. Das bedeutet stets weniger Entzündungen, stabile Energie und Beweglichkeit, mehr Freude an Aktivitäten, eine bessere Denk- und Merkfähigkeit und allgemein gesteigerte Lebenslust.

Die Angst vor dem Altern verschwindet, weil es einen roten Faden gibt, dies in Gesundheit und Wohlbefinden zu tun.

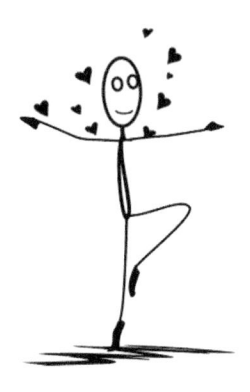

Kapitel 18 Der rote Faden der Stoffwechsel-Selbstheilung

Wir gewinnen, wenn wir unser Leben neu ausrichten und den Zucker in seiner reinen Form verbannen. Dies wäre ein riesengroßer Anfang.

Eines habe ich durch langjährige, eigene Erfahrung gelernt. Unser Körper ist zu wahrhaft Erstaunlichem in der Lage. Er ist ein Universum voll komplexester und feinster Wechselwirkungen und Abhängigkeiten. Einige habe ich versucht- wenn auch nur ansatzweise- in diesem Buch zu beschreiben.

Gleichzeitig kann sich unserer Körper auf vorübergehende Probleme und Schwierigkeiten einstellen, die Betonung liegt hier auf vorübergehend. Denn ist unser Körper, unser Stoffwechsel dauerhaft aus dem Gleichgewicht, dann äußert sich das früher oder später als Krankheit.

Ich habe in diesem Buch die Gründe dargelegt, warum für mich der ketogene Weg in Abwechslung mit low-carb Ernährung und regelmäßigem Fasten der effektivste für eine dauerhafte Stoffwechselgesundheit ist. Wenn du neben der Selbstheilung ebenso Lipödem- oder Skinny-fat abbauen möchtest, kann ich den ketogenen Weg aus eigener Erfahrung und aus meinem Verständnis unserer Stoffwechselfunktionen heraus nur empfehlen.

Mit der Verbannung des Zuckers (und damit der hochglykämischen, aggressiven Kohlenhydrate) kreieren wir ein neues und energetischeres Körpergefühl (69). Die körperliche und mentale Kraft verstärkt sich und das Gemüt hellt sich auf.

Mit all diesen ersten positiven Veränderungen gehen wir dann weitere Aspekte der Reihe nach an, weil wir inzwischen fühlen, wie viel besser es uns auf diesem Weg geht.

Wo starten?

Dein persönliches Ziel und warum du es erreichen willst

Beginne mit der Formulierung, warum du dich auf den Weg in ein neues Körpergefühl, in Energie und Bewegungslust, in leistungsstärkere Gedächtnisfunktionen und einen schlankeren, strafferen Körper machen möchtest und schreibe es auf.

Abnehmen und schlank zu sein, das sind nicht die Ziele, die ich meine. Welcher Wunsch liegt dahinter, warum willst du das erreichen? Was liegt dir so am Herzen, dass du dein Leben an vielen Stellen schrittweise ändern willst und es auch umsetzt, auch wenn sich Probleme und Schwierigkeiten auf dem Weg zeigen.

Denn der Weg ist lang und es wird seine Zeit brauchen, bis du in deine neue Routine findest und sie zu deinem Lifestyle machst, deinem Alltag. Aber dann werden sich die Erfolge einstellen, dass habe ich im Verlauf vieler Trainings mit meinen Teilnehmerinnen miterleben dürfen.

Bei mir war es der unbedingte Wunsch nach Freiheit durch körperliche und geistige Souveränität. Ich möchte leistungsstark und selbstbestimmt alt werden und dabei anderen Menschen helfen, sich diesen Wunsch ebenfalls zu erfüllen.

Wenn wir körperlich und geistig leistungsstark und selbstbestimmter und damit unabhängiger von Lebensmittelindustrie und Pharma werden, dann können wir uns aus Bedürftigkeit lösen und wir erobern uns ein großes Stück echter Lebensqualität und Würde zurück.

> Der Weg in eine immer stärkere Stoffwechselgesundheit ist gleichzeitig ein Weg aus Hilflosigkeit, Mutlosigkeit und Verunsicherung hin zu größerer innerer Stärke, Selbstfürsorge, zu mehr Selbstachtung und Selbstannahme.

Es beginnt und endet immer wieder dort und bildet somit einen Kreis. Formuliere es in Form eines Versprechens an dich selbst auf der ersten Seite deines neuen persönlichen Transformationstagebuches.

Ein Ziel, ein wirklich ersehnter Traum ist keiner, wenn wir ihn uns nicht immer wieder visualisieren- uns vorstellen und uns erlauben zu träumen und daran zu glauben.

So beginnen gleichsam die Teilnehmer- und Teilnehmerinnen meiner Kurse. Ich empfehle, sowohl ein Tagebuch und einen Zeitplaner zu führen. Beides bringt Ordnung und Struktur in den Umsetzungsplan für die Umstellung auf die gesunde Form der Stoffwechselernährung und alles Weitere.

Starte mit dem Status quo: miss deine Umfänge und dein Gewicht und trage alles mit Datum ein. Klebe ein Foto von dir dazu- im Bikini oder in Badehose.

Gesunde ketogene Lebensmittel

Lade dir von meiner Webseite die Liste der gesunden ketogenen Lebensmittel und einige Rezeptideen herunter. Diese werden dir den Einstieg erleichtern. Entferne alle Lebensmittel aus deiner Umgebung, die nicht mehr in deinen Plan passen. Lasse keine Knabbereien oder Süßigkeiten herumstehen.

Entferne die hochglykämischen Nahrungsmittel und schaffe Platz für deine anti-aggressiven Lebensmittel.

Makronähstoffe deiner Mahlzeiten messen

Um den Körper mit Ketonen als Brennstoffquelle versorgen zu können, braucht es einen entsprechenden Ernährungsplan. Dieser Ernährungsplan setzt sich aus einer bestimmten Ratio der Makronährstoffe zusammen.

Plane dir jeden Tag etwa eine halbe Stunde für die Vorbereitungen der Mahlzeiten und für das Tracken der Zutaten ein. Du wirst sehen, mit Hilfe der Trekking App FDDB lernst du schnell, wie groß die Portionen der Makronährstoffe sein müssen, damit du in die Ketose kommst. Stelle deine App schon so ein, dass sie dir die Prozente selbst ausrechnet.

Für den Anfang: Vom Tagesumsatz her benötigen wir ca. 75% Fette, 20% Proteine und nur 5% Kohlenhydrate.

Um allerdings 5% reine KH zu uns zu nehmen, müssen wir eine ganze Menge Blattgrün & Salate essen, da diese zumeist aus Wasser und Ballaststoffen bestehen. Kohlenhydrate in Keto nennt man Net Carbs oder Nettokohlenhydrate. Diese ermitteln sich aus Kohlenhydraten minus Ballaststoffe des jeweiligen Lebensmittels. Daher die Nährwerttabellen sorgfältig lesen, ob bei der Kohlenhydrate Angabe die Ballaststoffe schon herausgerechnet wurden oder nicht. Fette hingegen haben eine sehr hohe Dichte und wir brauchen z.B. nur wenig Butter, um unseren Grundumsatz zu decken.

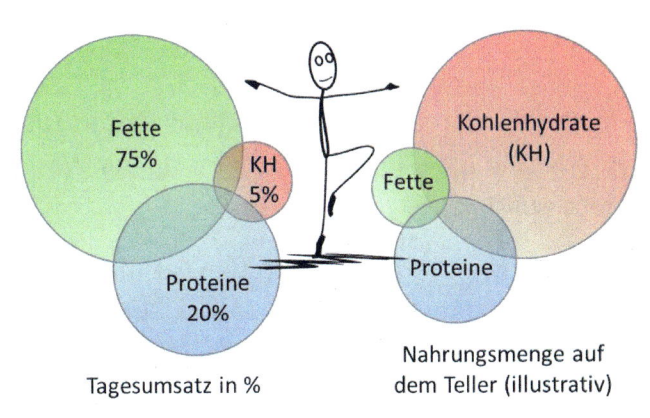

Fette 75% | KH 5% | Kohlenhydrate (KH) | Fette | Proteine 20% | Proteine

Tagesumsatz in % — Nahrungsmenge auf dem Teller (illustrativ)

Ermittle den Tagesbedarf an Kalorien. Dazu findest du im Internet hilfreiche Rechner. Trage hier dein Wunschgewicht ein. Damit bekommst du gleich die ca. 25-30%ige Kalorienreduktion, die dir das Fett verbrennen erleichtert.

Diesen Wert übertrage in dein Profil in die FDDB Trecking App. Es geht hier nicht um obsessives Kalorienzählen. Es geht vor Allem darum, dass wir die Makronährstoffe und ihre Prozentanteile zueinander einhalten (im Laufe des Tages). Es gibt dir auch eine Idee, wie groß deine Mahlzeitenportionen sein sollten, um dich später vom Messen lösen zu können und im „Freistil" kochen und zubereiten zu können. Mit der FDDB oder einer anderen App deiner Wahl wird es dir so viel leichter fallen, deine Makronährstoffe zu tracken und eine Zeitlang dein Ernährungstagebuch zu führen. Keto muss erlernt werden. Wenn du es gleich richtig machen willst, ohne in zu vielen Sackgassen stecken zu bleiben, mache dir die Mühe und tracke bis du deine Erfahrung gemacht und eine Routine gefestigt hast!

Jetzt gestalte dir eine grobe Mahlzeitenplanung.

Suche aus der Liste der Keto - Lebensmittel jene heraus, die dir schmecken und genügend Abwechslung bieten. Setze sie auf die Einkaufsliste. Suche nach Wochenmärkten, kleineren Familienbetrieben und Bauernhöfen in deiner Nähe, bei denen du dich mit frischem Gemüse, Fleisch und Eiern versorgen könntest. Kaufe deine ersten Keto - Lebensmittel ein. Beachte den Grundsatz: Qualität der Lebensmittel bedeutet langfristig Erfolg ohne „Yo-Yo- Effekt". Fertignahrung und minderwertige Nahrungsmittel können hier leider nichts Positives bewirken. (67)

Lege dir einen festen Starttag zurecht und beginne diesen Tag mit einer Fastenzeit bis zum Nachmittag. In der Zeit trinkst du nur Wasser, Kaffee oder Tee ohne Milch und Zucker.

Dann bereite dir eine ausreichend große Protein Fettmahlzeit zu- am besten ein leckeres Omelett aus 2-3 Eiern in etwas Butter gebraten, sein. Dazu ein kleiner Salat oder warme Gemüsebeilage, einige Gewürze - das ist es. Es könnte auch ein durchwachsenes Steak mit Kräuterbutter oder Hackfleisch mit geraffeltem Butter-Weißkohl sein.

Mache es dir zur Gewohnheit, vor jeder Mahlzeit ein Glas Wasser mit einem Esslöffel Apfelessig zu trinken. Das fördert die Verdauungssäfte und hilft bei der Nährstoffresorption. Es reduziert vor allem den Glukoseausschlag um bis zu 30%! (68)

Deinen Fortschritt messen

Lege dir eine Körperanalysewaage mit Handhalter zu. Der Handhalter stellt sicher, dass du nicht nur deine Beine, sondern den Fettanteil und die Fettverteilung am ganzen Körper misst. Trage die ermittelten Körperwerte wie Muskelmasse, Körperfettanteil, subkutanes und viszerales Fett, Körperwasser und Gesamtgewicht usw. mit Datum ins Tagebuch ein.

Starte mit drei Mahlzeiten am Tag. Es ist nicht notwendig, zu jeder Einzelnen die Ratio 70/20/10 einzuhalten. Es genügt, wenn du sie am Ende des Tages erreicht hast. Vergiss nie, zu tracken (messen).

Dafür brauchst du eine Küchenwaage und einen kleinen Pin-Zettel zur Erinnerung an deinem Küchenarbeitsplatz, damit du nicht am Ende des Kochens die Zutaten nur schätzt, weil du vergessen hast, sie zu wiegen und einzutragen.

Schon bald wirst du merken, dass dir drei Mahlzeiten immer öfter zu viel sind. Dann iss nur noch 2x am Tag etwas aber reduziere nicht die Kalorien. Iss nur, bis du satt bist. Esse nicht ohne Hunger.

Trainiere dich darin, deine bevorzugten Mahlzeiten zu finden und zuzubereiten. Du wirst merken, dass der Appetit sich mit der Zeit immer mehr auf das „Herzhafte" verlegt und du recht pragmatisch mit der Auswahl wirst. Deinem Körper ist es wichtiger, dass er nährstoffintensiv ernährt wird als dem Gaumen ständig einen neue „Kitzel" zu verpassen.

Deshalb wird dir Essen auch nicht mehr so wichtig und du kannst - ohne dass es dich langweilt- öfter mal das Gleiche konsumieren. Solange die Qualität und die Nährstoffvielfalt gegeben sind.

Nährstoffvielfalt bekommen wir, wenn wir uns von frischen, ganzen und vorrangig saisonalen Lebensmitteln ernähren. Von Tieren aus artgerechter Haltung und Fütterung, von Eiern aus Grünlandhaltung, von echtem Seefisch, von Wildfleisch oder Gemüsen und Kräutern vom Biobauern oder aus dem eigenen Garten.

> Die Umstellung auf die beste und gesündeste Form der Ernährung für Menschen mit Stoffwechselproblemen entsprechen etwa 70 Prozent der heilsamen Auswirkungen auf unseren Körper. Alle anderen Maßnahmen sind ebenfalls wichtig und verstärken und ergänzen diese positive Wirkung. Doch die Ernährung ist das A und O.

Unser Körper benötigt die Baustoffe, um neue Zellen, Hormone und frisches Blut bilden zu können. Er braucht die gesamte Auswahl an Vitaminen und Mineralstoffen, Spurenelementen und gesunden Makronährstoffen, um all seinen vielfältigen Aufgaben wieder besser gerecht werden zu können.

Je älter wir werden, desto weniger Kompromisse dürfen wir eingehen. Denn du weißt es ja selbst:

> Je älter wir werden, desto weniger Verdauungssäfte haben wir und die Darmtätigkeit nimmt ebenso ab. Das bedeutet, es fällt uns schwerer, dennoch alle Nährstoffe zu bekommen. Essen wir hier Wertloses oder Schädliches, sinkt das Niveau der Regeneration schneller herab als bei einem jüngeren Menschen.

Wir brauchen dies im Hinterkopf, damit wir standhaft bleiben gegenüber den „Verlockungen" des normalen Alltags unserer Zeit mit seinem Überangebot an wertlosen Nahrungsmitteln 24/7.

Hüte dich vor Dehydrierung.

Wenn es dir schwerer fällt, in der kühlen Jahreszeit Wasser zu trinken, dann erwärme es. Gib es in eine Thermoskanne und trinke es warm. Die Chinesen und Japaner praktizieren es so. Sie trinken nicht nur Tee, sondern ebenso reichlich temperiertes Wasser. Es wird von den Körperzellen leichter aufgenommen und steht schneller für die Hydrierung unseres Körpers mit seinem Bindegewebe zur Verfügung.

Blut- und Urintest können dir Aufschluss über deinen Status geben

Lass dir vom Hausarzt einen Bluttest machen. Ermittle, wie es um deine Schilddrüsen-, Leber-, Nieren-, Blut - und allgemeinen Entzündungswerte steht. Außerdem teste Vitamin D, B12 und Ferritin.

> Einen solchen Test solltest du mindestens einmal im Jahr durchführen, damit du einen gewissen Überblick über deine Körperchemie bekommst.

Dieser Test kann dir zeigen, ob und zu welchem Grad die Leber belastet ist, ob deine Nieren uneingeschränkt funktionieren und ob du eine Schilddrüsenunterfunktion haben könntest (oft bei Lipödem). Er zeigt gleichwohl, ob die Eisen Werte in Ordnung sind und du genug Sauerstoff transportieren kannst oder ob es stille Entzündungen gibt, die dich permanent ein hohes Maß an zusätzlicher Energie und Nährstoffen kosten.

Führe bitte einmal für deine Klarheit den HPU-Urintest durch. Ich tat dies bei der Keac. Er kostet einmalig ca. 90 Euro, aber es kann dir viele künftige gesundheitliche Probleme ersparen, wenn du es für dich abklären lässt. Die Durchführung ist simpel: In einem Ausschlussverfahren kannst du zuvor auf deren Webseite mit Hilfe eines Fragebogens herausfinden, ob du überhaupt zur „Risikogruppe" gehörst.

Nach einem Punktesystem wird ermittelt, ob sich ein Urintest lohnt oder du von vornherein erfährst, dass die Wahrscheinlichkeit für dich gar nicht besteht.

Kläre es ab, denn sicher ist sicher. Jede 10 Frau hat es und die meisten wissen nichts davon (ähnlich wie beim Lipödem).

Wie weiter nach erfolgreicher Umstellung der Ernährung

Nach einigen Wochen hast du hast dir eine neue Ernährungsweise aufgebaut und angeeignet. Dann wird es Zeit, in die nächsten Schritte zu investieren.

Wenn du Körperfett reduzieren willst, so miss und tracke deine Blut Ketone Werte und die Blutzuckerwerte.

Am besten ist es, du machst dies eine Zeitlang jeden Tag vor deiner ersten Mahlzeit. Zu diesem Zeitpunkt sollte dein Ketone Wert relativ stabil sein und dir bestätigen, dass du in der Fettverbrennung stehst (und schon damit beginnst, Körperfette abzubauen).

Das Ganze kann sich aber auch etwas hinauszögern. Es hängt immer davon ab, wie hoch die Insulinmenge im Blut war, als du gestartet bist und wie lange es dauert, bis dieser Insulinüberschuss abgebaut ist. Erst dann ist der Zugang zu den Fetten frei. Erinnere dich: In Anwesenheit von Insulin ist keine Fettverbrennung möglich.

Sobald deine Ketone Werte steigen und du dich energetischer, leichter und mental aufgestellter fühlst, ist dieser Moment gekommen.

> Jetzt solltest du schrittweise deine Nahrungsfette um 5 bis maximal 15% drosseln. Ergänze diese Kalorien durch Proteine und Ballaststoffe.

Hier brauchst du etwas Fingerspitzengefühl, denn wenn du zu schnell die Fette reduzierst, fällst du aus der Ketose und der Heißhunger kehrt zurück. Deshalb immer geduldig und in deinem eigenen Tempo arbeiten und notieren.

Denke daran, nicht die Kalorien zu reduzieren. Wenn du nicht abnimmst, dann heißt das nicht, dass es nicht funktioniert, sondern nur, dass dein Körper an einer anderen Stelle arbeitet und die „Maschinerie" zur Fettreduktion und zur Stoffwechselheilung „repariert".

Schreibe dir alle die Veränderungen deiner Strategie auf.

Später wirst du dir dankbar sein, wenn du verstehst, wie dein Körper arbeitet und was er braucht und was möglicherweise zu einer unerwünschten Reaktion geführt hat. Deine Veränderungen sind Meilensteine auf dem Weg.

Fühle dich wie ein Forscher! Es ist unglaublich spannend und lehrreich!

Deine Blutketone können sich gerne zwischen 0,8 und 3mmol/l bewegen – das wäre optimal.

Ermittle zu jeder Ketone Messung zugleich deinen Blutglukosewert.

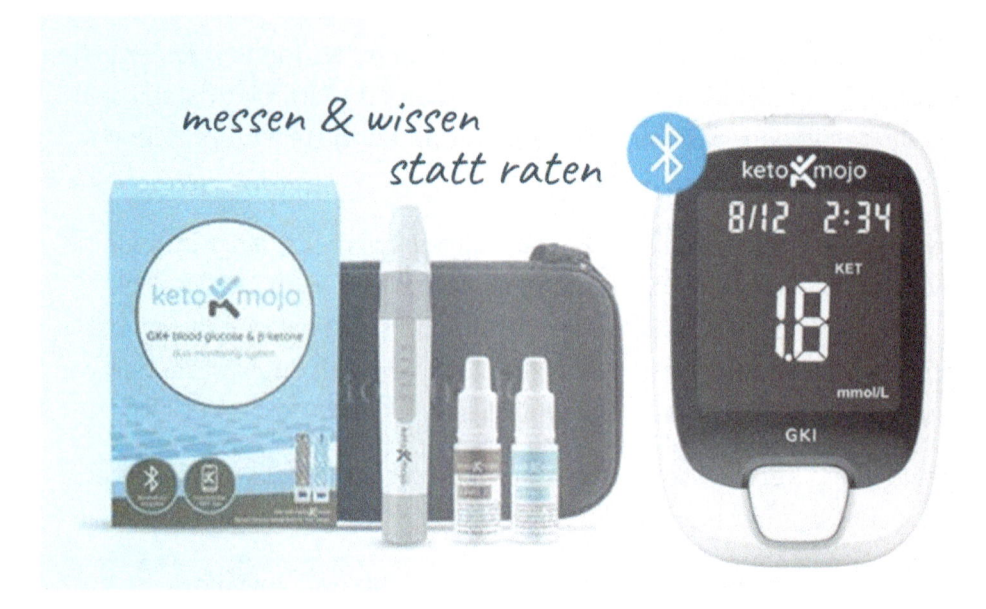

Der von mir empfohlene „Keto Mojo" (auf meiner Webseite findest du einen Rabatt-Link) ist ein Kombi-Messgeräte, dass sowohl Blutzucker als auch Ketone (mit jeweils extra Teststreifen) messen kann und auf dieser Grundlage den sogenannten Glukose-/Ketone Index ausrechnet: den GKI.

Dieser zeigt an, wie tief sich dein Körper in der Ketose befindet und woran er quasi „arbeitet". Die Einteilung erfolgt in „leichte Ketose" „tiefe Ketose" oder „therapeutische Ketose". Je kleiner der GKI, desto stärker die Ketone Bildung.

GKI	Stufe der Ketose	Anwendung
<1	therapeutische Ketose	Phasenweise zum Abbau von defekten Körperzellen durch Autophagie
1 - 3	tiefe Ketose	Angestrebt für den Alltag in Ketose zur Fettverbrennung und Gewichtsreduktion
3 - 6	relative Ketose	Zum Beginn der Adaption
>6	sehr leichte Ketose	

Wenn du reichlich Ketone bildest und dich an dein Lebensmitteltracking hältst, dann verbrennst du effektiv Körperfett.

Das Ermitteln des GKI hilft dir dabei, motiviert dranzubleiben und auf deinem Weg, weiterzugehen. Es hilft dir auch zu verstehen, wie dein Stoffwechsel auf die verschiedenen Nährstoffe und Kombinationen reagiert.

Schreibe mindestens 1x in der Woche in dein Tagebuch, wo du stehst, was dir leichtfällt, womit du es schwer hast und wo du dir Hilfe holen könntest.

Trage deine körperlichen und mentalen Veränderungen ein und genieße die Zeit der Rücksprache mit deinem Körper.

Gehe mindestens 2x im Monat auf die Körperanalysewaage und übertrage die Messwerte in dein Tagebuch. Bleib dran und geduldig.

Bewegung unterstützt den Prozess.

Höre nicht auf die Menschen, die dir erzählen, dass Ernährung und Sport keine Änderungen an deinem Lipödem ermöglichen. Das betrifft nur die Personen, die nichts gegen ihre Insulinresistenz unternehmen. In dem Stoffwechselzustand der Ketose ist das anders und wirkt nachweislich.

Tägliche Bewegung - sei es wandern, walken, Rad fahren- oder weitere Formen der aeroben Aktivitäten - sind enorm wichtig, so dass alles im Fluss bleibt.

Damit sind nicht nur Blut und Lymphe gemeint, sondern ebenso die Bewegungen des Darms und das „Funken" unseres Gehirns.

Wir sind ursprünglich Nomaden - geboren, um uns jeden Tag stundenlang fortzubewegen.

Sitzen ist das neue Rauchen.

Je länger wir täglich sitzend verharren, ohne zwischendurch aufzustehen, umso lahmer werden die Kreisläufe, die Verdauung, die Atmung, die Gehirnaktivitäten und die Entgiftung.

Je länger wir pro Tag inaktiv sind, desto mehr "stagniert" und „versackt" alles in unserem Körper. Denke an den Pischinger-Raum. Er braucht dringend Aktivitäten, damit Wasser, Blut, Lymphflüssigkeit und Nährstoffe transportiert werden und an die nötigen Stellen gelangen. Vor allem Frauen mit Lipödem sind hier schon durch ihre ausgesprochen leichte „Speicherfähigkeit" vorbelastet.

> Wir müssen dringend die Lipödeme bewegen. Erinnere dich an den Spruch: Wer rastet, der rostet und das wollen wir verhindern.

Denke über einen Rebounder nach. Es gibt diese Mini-Trampolins in verschiedenen Preisklassen. Schreibe mir, wenn du eine Empfehlung brauchst.

Wenn du täglich mehrmals für 5 min auf dem Rebounder schwingst, dann spürst du einen großen Unterschied im Vergleich zu den Tagen, an denen du dich nur wenig bewegst. Und...es macht enorm Spaß!

Sobald du deinen Körperfettanteil schon in wünschenswerter Richtung reduzieren konntest, wirst du dich körperlich fitter und leichter fühlen. Du wirst merken, dass Sport kein Graus mehr ist.

Dann wäre der richtige Moment gekommen, um mit einem „Beginner" Gewichtstraining zu starten. Sei es mit dem Körpergewicht oder mit Handgewichten. Muskelaufbau braucht diese Anstrengung, sonst können sie sich nicht entwickeln. Erinnere dich: wir bauen jedes Jahr etwa 1,5 - 2% davon ab, wenn wir nicht aktiv gegensteuern.

> In diesem Buch hast du erfahren, wie ungeheuer wichtig der Muskelaufbau für ein gesundes und vitales Leben ist. Muskeln sind vitales Stoffwechselgewebe und unterstützen uns in vielerlei Hinsicht. Je höher der Muskelanteil im Körper ist, umso gesünder sind wir und desto größer ist die Wahrscheinlichkeit eines längeren Lebens. Sie schützen uns vor Knochensubstanz Abbau, Senilität und Gebrechlichkeit.

Du benötigst keine Schwergewichte. Es funktioniert auch nur mit dem eigenen Körpergewicht (zum Beispiel Liegestütze) und einer entsprechenden App. Die kostenlose Variante ist ausreichend für die Verbesserung der Körperkomposition und damit für die Stoffwechselgesundheit.

Die Komfort Zone verslassen.

Früher oder später kommst du in der Performance an den berühmten Punkt, wo du glaubst, nicht weiter voranzukommen. Das ist kein Grund zum Verzagen.

Unser Körper ist ein Meister in der Anpassung und so hat er es sich unter den geänderten Bedingungen langsam wieder „gemütlich eingerichtet". Er hat sich auf dem Niveau eine neue Komfortzone geschaffen. Dies zu unterbrechen und deinen Körper neu herauszufordern, ist die nächste Etappe. Jetzt wird es Zeit für das Fastenkapitel.

Fasten setzt den Körper kurzfristig unter neuen Stress und diese „Anreize" benötigt er immer wieder einmal, um die Komfortzone zu verlassen und die Fettverbrennung erneut zu aktivieren.

Bestimmt ist dir inzwischen aufgefallen, dass sich alle Themen dieses Buches wie die Perlen auf einer Schnur aufreihen und dass alles immer wieder auf einen zentralen Punkt hinausläuft.

> Wir fordern uns stets aufs Neue heraus. Wir setzen immer wieder und wohl dosiert neue Anreize, damit wir unsern Körper „aktiv" halten und ihn mit jeder dieser Aktionen auf ein neues Niveau von Anpassung bringen.

Die folgende Grafik kann dir dabei als Leitfaden dienen. Wir haben alle Schritte in diesem Buch ausführlich besprochen und du kannst in deinem eigenen Tempo auf diesem Weg vorangehen.

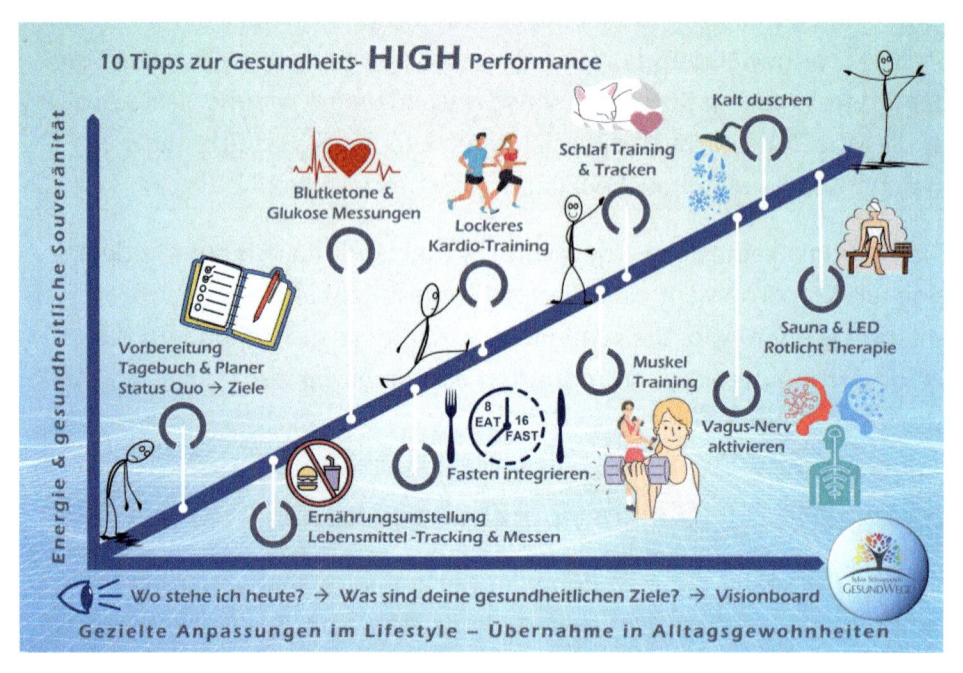

All diese Aktionen kostet ein Stück Überwindung, weil wir uns immer wieder neu anpassen müssen. Aber mit jeder weiteren Herausforderung stärken wir gleichzeitig die Resilienz und die Willenskraft.

Dabei wachsen unser Selbstvertrauen und die innere Souveränität. Die Stoffwechselgesundheit steigt auf ein höheres Qualitätsniveau.

Von Mut und Motivation

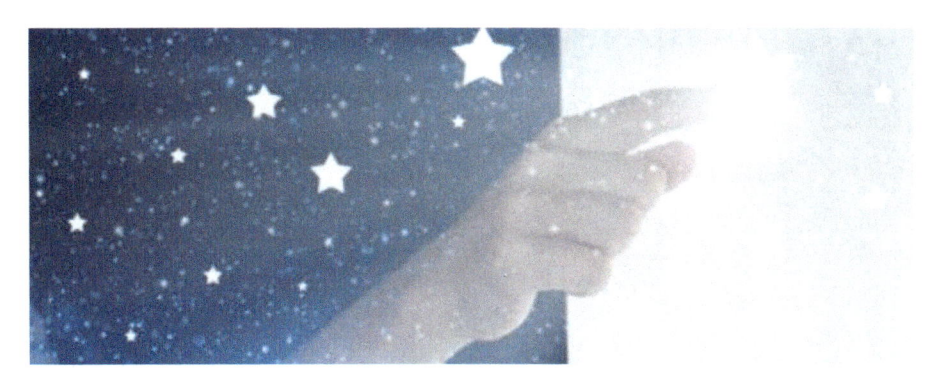

War es vielleicht am Anfang „nur" dein Wunsch das Lipödem zu reduzieren oder Übergewicht und Insulinresistenz abzubauen, so wirst du schnell merken, dass dieser Weg weit darüber hinaus geht. Viele Krankheiten sind „nur" Symptome für die gleiche Sache. Wir leben nicht mehr gemäß unserer Natur und so erkrankt der Stoffwechsel.

Mit all den Unternehmungen, die ich dir hier in diesem Buch vorgestellt habe, zeige ich dir, wie wir es angepasst an unsere heutigen Möglichkeiten schaffen können, zurück in Energie und Kraft zu kommen und den Stoffwechsel zu stärken. Im Fahrwasser dieser Prozesse können die Symptome schwächer werden und sich auflösen.

Unser Körper ist - so lange er lebt- auf Selbstreparatur und Selbstheilung ausgerichtet und wir tragen die Verantwortung, ihm dies im vollen Umfang zu ermöglichen. Es kann uns niemand abnehmen. Selbst aktiv werden und ins Tun zu kommen ist der Weg. Nur wir allein können uns für unsere Gesundheit und Kraft einsetzen.

Verbinde in deinem Alltag die neue Ernährungsweise mit einem gesteigerten Bewegungsprogramm und baue dir schrittweise gewisse Fastenzeiten ein. Dies sind die drei Hauptsäulen, auf denen du dir eine enorme Verbesserung der Gesundheit erarbeiten kannst. Hilf dir mit einer auf deine Lebens- und Alltagsrhythmen angepasste Planung und wende dich an geübte Trainer, Gruppen und Programme, wenn du Hilfe, Anleitung und Motivation benötigst.

Kapitel 19 Das Gesundwege - Training

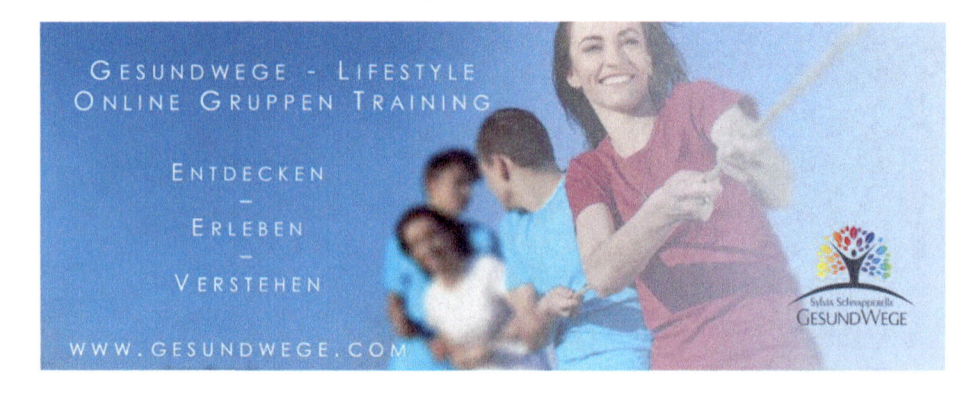

Ich hatte es an früherer Stelle schon mal erwähnt.

Ich verspüre in mir den unbedingten Wunsch nach Freiheit durch körperliche und geistige Souveränität. Ich möchte leistungsstark und selbstbestimmt alt werden. Und ich möchte meine Erfahrung und mein Wissen teilen und damit auch anderen Menschen helfen, die ebenfalls diesen Wunsch haben.

Alles, was ich tue, und auch versuche anderen zu vermitteln, tue ich aus tiefer Ehrfurcht und Respekt vor dem Leben mit all seinen Facetten. Die Natur ist mein Vorbild und sie lehrt mich, wie wir auf natürlichem Weg in unsere Balance kommen können. Wie mit der Natur, so müssen wir auch achtsam und liebevoll mit uns selbst umgehen. Ich möchte die Erinnerung daran wachhalten und die Eigenverantwortung dafür stärken, um in diesem Einklang nachhaltige Heilung und Stärkung für unseren Körper und unser Bewusstsein zu erreichen

Auf diesen Grundsätzen habe ich mein Gesundwege Online Training aufgebaut, das helfen soll, die Zusammenhänge der Stoffwechselgesundheit besser zu verstehen, diese zu verbessern und schließlich in einen gesunden, effektiven und nachhaltig wirksamen Lifestyle zu integrieren.

Gerne lade ich dich ein auf meiner Webseite (www.gesundwege.com) zu stöbern und dir selbst ein Bild davon zu machen.

Dass dieses Konzept schon vielen Menschen geholfen hat, ist beispielsweise auf meiner Webseite in den Feedbacks zu lesen und zu hören. Viele Frauen kommen zu mir in die Trainings, weil sie sich eine Gewichtsreduktion und/oder eine Verringerung ihres Lipödems erhoffen.

> Aber schon wenige Wochen später wächst in ihnen die Erkenntnis, dass das Programm und dieser Weg mehr sind als irgendeine Form von Gewichts-Diät. Es ist eine ganzheitliche Sicht, die weit über Essen oder Nicht Essen hinausgeht. Es ist eine Lebensweise, die zu wirklich großartigen Verbesserungen der gesamten gesundheitlichen Situation führen kann.

Die TeilnehmerInnen lernen nicht nur, sich selbst anzunehmen und sich mehr eigene Fürsorge angedeihen zu lassen. Sie wachsen förmlich über sich hinaus und beginnen im Zuge der körperlichen und psychischen Stärkung wieder zu träumen und aktiv das Leben anzugehen und zu gestalten.

Wo vorher oft Resignation und depressive Verstimmung zu Passivität und Opferhaltung führte, wandelten sich viele der Frauen zu echten Machern und Frohnaturen mit Neugier und neuen Zielen im Leben.

Wie zum Beispiel bei Anja E. (52)

Sie war hochgradig zuckersüchtig mit ständigen „Binge- Eating-Attacken", depressiv, deutlich übergewichtig: Sie wog mehr als 100kg. Ihr gesamter Körper schmerzte und sie hatte ein Lipödem.

Sie blickte -wie die meisten meiner Kundinnen- auf eine lange Reihe von Therapieversuchen, Ärztekonsultationen und Medikamentengaben zurück. Nichts davon verhalf ihr zur Linderung. Sie war so verzweifelt, denn das hohe Übergewicht, der ständige Heißhunger auf Süßes, die Schmerzen und die großen Gemütsschwankungen ließen sie immer mutloser und unglücklicher werden.

Sie kam in mein Training und bezeichnete es als ihren letzten „Rettungsanker" und Versuch, sich selbst in irgendeiner Form zu helfen.

Am Anfang war es nicht leicht für sie, denn sie hatte große Zweifel und Bedenken, weil sie sich eine Ernährung ohne Zucker überhaupt nicht vorstellen konnte und sich fürchtete, in ein bodenloses Loch zu fallen. Die wöchentlichen Trainingstreffen in der Gruppe gaben ihr den nötigen Halt und Mut, sich den Kursinhalten und den damit verbundenen Herausforderungen zu stellen. Sie erfuhr stete Unterstützung aus ihrem privaten Umfeld und es gelang ihr- in kleinen Schritten und in ihrem eigenen Tempo-die Umstellung zu vollbringen.

In den folgenden Wochen und Monaten eroberte sie sich mit Hilfe des roten Fadens des gesunden Keto Weges Stück für Stück ihre Energie, ihre Figur und ihre mentale Kraft zurück. Die Lust auf Zucker ist enorm reduziert worden. Sie hat fast 40 kg Körperfett abgebaut, sieht aus wie das blühende Leben, strahlt und lacht und hat im Zuge der wachsenden Belastbarkeit das Wandern für sich entdeckt. Vor der Kursteilnahme war sie nicht mehr in der Lage, Schritte ohne Schmerzen zu gehen. Diese Schmerzen sind jetzt verschwunden. Das Lipödem enorm reduziert und symptomlos. Sie trägt dennoch auf ihren Wanderungen Stützstrümpfe. In der Zeit unserer Zusammenarbeit innerhalb der Gruppentrainings durfte ich ihre Wandlung sprichwörtlich miterleben. Sie ist erblüht und begann von innen zu leuchten.

Anita (61)

Zum Zeitpunkt ihrer Kontaktaufnahme zu mir, war sie deutlich reserviert und versuchte mir zu erklären, dass die Art der Gruppentrainings gar nichts für sie sei und sie sich selten beteiligen würde.

Anita war Ende fünfzig, als sie sich meldete. Schwer übergewichtig mit Lipödem und großen Schmerzen in den Beinen. Sie schaffte es kaum, die Treppen ihres eigenen Hauses zu steigen und zu Fuß ihr Heim zu verlassen. Die Arbeit in dem kleinen Familienbetrieb ging ihr vor Anstrengung kaum von der Hand. Sie träumte von den Zeiten, in denen sie beweglich und flink alle Arbeiten im Nu erledigte und Freude an ihrem Garten und der Wirtschaft hatte. Dies wollte sie unbedingt zurück und deshalb buchte sie mein Programm. Sie war ehrgeizig, wissbegierig und aufmerksam und sehr diszipliniert.

Sie trackt sogar bis heute ihre Nahrung, weil sie sich damit sicher fühlt, schreibt jeden Tag ihren Zeitplaner und hält sich an alles, was sie sich selbst auferlegt. Die Umstellung auf die Keto lief bei ihr schnell und reibungslos und sie liebte die neue Art zu essen. Schon bald stellten sich bei ihr die ersten Verbesserungen ein. Ich bemerkte in den Treffen, dass sie jedes Mal strahlender lächelte und ihre Augen zu leuchten begannen.

Nach einigen Wochen überraschte sie uns alle mit der Aussage, dass sie schon fast 15 kg abgenommen hatte, und das in nur 2 Monaten. Ihr Wohlbefinden und die zurückkehrende Energie halfen ihr dabei, den Weg weiterzugehen und andere Elemente des gesunden Stoffwechselweges zu integrieren. Sie war hoch motiviert, „schummelte" kein einziges Mal und erfreute sich einer wachsenden Beweglichkeit und Energie.

Die Schmerzen waren rasch verschwunden. Das Lipödem wurde fast nicht mehr sichtbar und spürbar. Sie konnte schon bald voller Elan die Aufgaben in ihrem Familienbetrieb ausführen. Die Treppen ihres Heims stellten keinerlei Problem mehr für sie dar.

Sie liebt ihr neues Leben und hätte das nie für möglich gehalten.

Immer noch treffen wir uns alle sechs Monate im Rahmen eines online Gespräches für ein kleines Update, welches sie weiter motiviert und stolz auf ihre Leistung sein lässt.

Zu mir kommen ebenso jüngere Frauen, welche sich vor einer Zunahme des Lipödems fürchten. Sie wollen wissen, ob man das Voranschreiten aufhalten und sogar rückgängig machen kann.

Shari (32)

Shari meldete sich 2020 bei mir mit 35 Jahren und hatte schon zwei Liposuktionen des Lipödems an den Beinen hinter sich. Sie erzählte mir, dass im Anschluss für sie eine unbeschwerte Zeit begann, weil sie sich endlich schlank und damit begehrenswerter fühlte und – bis auf an den Armen - kaum sichtbares Lipödem übrig war. Leider kehrte es stellenweise innerhalb von knapp drei Jahren zurück. Verzweifelt darüber griff sie nach einem „letzten Strohhalm"- zu meinem Trainingsprogramm.

Sie war bestrebt, alles zu tun, da sie weder die Strapazen einer erneuten Operation in Kauf nehmen wollte noch das Geld für eine weitere Liposuktion aufbringen konnte.

Shari steckte zu dem Zeitpunkt in einer toxischen unglücklichen Beziehung. Sie war seit sechs Jahren Vegetarier und wollte sich nicht von Fleisch ernähren. Daher fürchtete sie schon, dass deshalb das Programm nicht geeignet für sie sei. Neben dem Lipödem litt sie unter Verdauungsproblemen und Schlafstörungen und sie kam mir mental zart und zerbrechlich vor.

Im Laufe der Zeit und der intensiven Beschäftigung mit den Trainingsunterlagen und ihrer Teilnahme an den Gruppentreffen konnte ich beobachten, wie sie sich langsam von ihren Vorstellungen einer vegetarischen Ernährung löste. Sie griff nun öfter ebenso zu gesunden tierischen Lebensmitteln. Ihr gab die Unterstützung und Motivation Halt, sich und ihr liebenswertes Wesen und ihre natürliche Schönheit anzuerkennen und anzunehmen. So erkannte sie die Zusammenhänge der Notwendigkeit, die Selbstfürsorge zu fördern, um bei ihrem Lipödem etwas Wesentliches bewirken zu können.

Mit jedem weiteren Treffen wurden ihr Interesse an diesem Weg größer und ihre Fragen mehr. Dabei erglomm in ihr ein inneres Leuchten. Mehr und mehr merkte sie, was sie selbst in Bezug auf das Lipödem tun konnte und dass sie kein Opfer der Umstände mehr war.

Sie hatte ihr Lipödem deutlich reduziert, insgesamt gute sieben Kilo abgenommen und durch ein entspanntes Training an Muskelmasse zugenommen. Davor neigte sie dazu „skinnyfat" zu sein. Das bedeutet nahezu normalgewichtig, aber mit zu hohem Körperfettanteil zu sein.

Die Nährstoffdichte der neuen Ernährungsweise bescherte ihr mehr mentale Kraft und gewachsene Selbstsicherheit und den Mut, aus ihrer unguten Beziehung auszusteigen.

Ihr liebstes Hobby ist das Tanzen und mit ihrer Ausstrahlung und der neuen Leichtigkeit begann sie ihre Tanzabende mehr zu genießen.

Nach einem Jahr des Stoffwechsel Trainings mit mir beschloss sie, selbst anderen Frauen mit Lipödem zu helfen, in ihre Selbstliebe und Selbstfürsorge zu gelangen und gründete eine neue Selbstständigkeit.

Du findest sie unter www.liebödem.de

Roswitha (61).

„Ich stand am körperlich, geistig und seelischen Tiefpunkt als ich Sylvia und ihr Training kennenlernte. Ich stand allein und wusste nur, es muss für mich etwas geben, was mir Kraft, Energie und Lebensfreude für den Rest meines Lebens bringt. Was mir an ihrem Programm am besten gefallen hat, ist ihr fundiertes Hintergrundwissen und die gut und verständlich erklärten Zusammenhänge, wie ich Einfluss auf meinen Stoffwechsel und auf mein Befinden nehmen kann.

Was das Programm in meinem Leben geändert hat?

Alles!

Meine Einstellung zu mir, zu meinem Körper, ja zum Leben selbst. Ich nehme alles wach, klar, bewusster, liebevoller, friedvoller und verständnisvoller wahr.

Körperlich haben sich seit Beginn mit dem Keto Weg viele Dinge verbessert. Weniger Gewicht, reduzierte Körpermaße, weniger frieren, besserer Schlaf, besseres Zahnfleisch, bessere Verdauung. Wieder Freude am Essen, satt vom Tisch gehen und voller Energie zu sein. Bessere Konzentration, sogar über längere Stunden bei Online- Meetings am PC. Die Lust auf Neues. Kraft für körperliche Arbeit z.B. in meinem Garten. Allgemein wieder mehr Freude an Bewegung und der Zukunft.

Ein wunderbares Erwachen am Morgen, einen gut eingeteilten Tag, mit mehr Zeit für mich und ein sanftes Hinübergehen, mit neuen Ritualen am Abend, in den Nachtschlaf.

Eine unerklärliche innere Freude, Ruhe und Sicherheit, die von Tag zu Tag steigt.

Die Zusammenarbeit mit Sylvia empfand ich als wunderbar. Sie ist ein einfühlsamer, ein ganz wertvoller Mensch, eine gute Seele und immer bemüht, uns allen diesen lohnenden Weg aufzuzeigen, den sie mit unendlichem Arbeitseinsatz und gelerntem weitergibt. Sie blieb uns im gesamten Trainingszeitraum nie eine Antwort schuldig. Ihr enormes Wissen, egal ob Keto, Bewegung, Schlaf, Ziele setzen und die Einstellung zu sich selbst, zum Mitmenschen, der Natur, zu den Tieren, ist ehrlich, wahr, offen, feinfühlig, präsent und liebevoll.

Ich bin ihr so dankbar und wünsche jedem von diesem Flair, dieser Ausstrahlung, dieser Lebensweise „angesteckt" zu werden, wie ich es wurde."

Christine R.

„Ich fühlte mich erschöpft und nicht fit. Wenn ich viel arbeitete, war Essen meine Belohnung am Abend. Schon immer habe ich mich für Ernährung interessiert und weiß im Grunde eine ganze Menge. Ich kaufe sehr bewusst ein und koche gern mit frischen Lebensmitteln vom Bauern. Aber ich wusste eben nichts über ketogene Ernährung.

In den Gruppentreffen musste ich nicht viel fragen, weil ja eigentlich alles in ihrem Buch steht. Aber zu wissen, dass da jemand ist, der das alles selbst kennt und für einen da ist, ist schon sehr hilfreich. Die Arbeit mit dem Training zum Gesundwege-Lifestyle hat bei mir vieles verändert: das Wissen über die Zusammenhänge bei der Ernährung und was zur Ketose führt, ist hoch spannend. Auch das Training mit dem Trampolin zur Anregung der Lymphe ist super. Ich muss nicht mehr 2x pro Woche zur Lymphdrainage und werde keine Stützstrümpfe mehr tragen. Sylvia weiß wovon sie spricht und das ist wichtig für mich. Dann kann ich vertrauen und mich auf Neues einlassen. Sie teilt ihr Wissen gern und hat viele Tipps wie zum Beispiel welche Lebensmittel nicht gut sind, wenn man ein Lipödem hat.

Das Training hat seinen Preis, aber den ist es wert! Für das Geld gibt es zwei maßgeschneiderte Stützstrumpfhosen oder aber eben das Training mit Sylvia, damit man sie vielleicht nicht mehr braucht. Mir ist diese Entscheidung leichtgefallen und ich weiß, dass sie richtig war für mich."

Carmen (42) erzählt:

„Ich war verzweifelt und wusste nicht, was mir helfen könnte und wo ich Hilfe finde. Alles, was ich gefunden hatte, war nur, mit Kompression etwas zu tun und mich dieser Situation anzupassen oder eine Liposuktion in Erwägung zu ziehen. Mein Körper hat sich wie aus der „Spur" geraten angefühlt. Entzündungen im seitlichen Kniebereich und Schmerzen in den Beinen. Lymphödem, dicke Arme, schmerzende Finger. Depressionen. Die Ernährung hatte ich schon umgestellt, aber es wollte nicht funktionieren.

Auf dem Weg mit Sylvia im Trainingsprogramm zum Aufbau eines gesunden Stoffwechsel-Lifestyles hat sich bei mir viel Positives eingestellt: Meine Einstellung zu meinem Körper, mein Selbstbewusstsein, meine Ernährung und mein Trinkverhalten, mein Essverhalten und mein Körpergefühl.

Sylvia ist eine großartige Trainerin, sie bietet super Material, was verständlich und nachvollziehbar ist und zu 100% funktioniert.

Ich habe mir bewusst gemacht, dass es sich hier um eine dauerhafte Umstellung der Essgewohnheiten und der Nahrungsaufnahme handelt und man dazu bereit sein sollte. Dies nicht, um jemanden zu gefallen, sondern für sich selbst etwas zu tun. Der Weg wird das Ziel."

Kaz S. (58) hat sich erfolgreich auf den ganzheitlichen Gesundwegeweg gemacht und erzählt Folgendes:

"Obwohl ich schon vor Jahren die gesundheitlichen Vorteile der ketogenen Ernährung kennenlernen konnte und einiges Wissen angehäuft hatte, fiel es mir schwer, mich auf das Wesentliche zu konzentrieren. Wieder an die Lebensweise anzuknüpfen, die mir so gutgetan hatte. Hinzu kam, dass sich meine berufliche Tätigkeit, pandemiebedingt in ein stundenlanges Sitzen im Homeoffice verwandelt hatte. Ich aß durcheinander, das Gewicht stieg stetig, die Beine schmerzten, und ich hatte zwischenzeitlich den Kontakt zu meinem Körper verloren. So deutlich, dass ich das fortschreitende Lipödem nicht verdrängte.

Als ich auf Sylvias YouTube Kanal stieß, war ich (mal wieder) auf der Suche nach dem großen „Kick", erneut in die Keto einzusteigen.

Denn die Art, wie Sylvia die gesunde Keto thematisiert, insbesondere in Bezug auf das Lipödem, erweckte meine Neugier auf das Programm. Mit der Arbeit in der Gruppe motivierte es mich, Blutketone und Blutzuckermessungen durchzuführen, worum ich früher immer einen großen Bogen gemacht hatte.

So ist mir der Wiedereinstieg leichtgefallen und ich lebe die ketogene Ernährungsweise deutlich fokussierter im Vergleich zu früher. Es gelang mir diesmal besser - trotz Stress im Job - weitere Themen des gesunden Lifestyles wie Bewegung und Selbstfürsorge zu integrieren. Vorher hatte ich dies immer aus Zeit- und Energiemangel aus den Augen verloren. Mit den einzelnen schrittweisen Umstellungen, die in den jeweiligen Lernmodulen angeregt werden, konnte ich sie in den Alltag einbauen. Ich habe in den ersten sechs Wochen 7,5 kg abgenommen und mein Energielevel ist deutlich gestiegen.

Dadurch dass Sylvia so geschickt ihre weitreichenden Kenntnisse und Erfahrungen rund um das Stoffwechseltraining kompakt auf den Punkt bringt und mit nützlichen Anregungen und Tipps zu allen Aspekten einer gesunden Lebensführung ergänzt, habe ich als „Nicht Neuling" dennoch dazugelernt, mich abgeholt und angenehm betreut gefühlt.

Es ist der richtige Weg, wenn man nicht in die „Bacon Würstchen Falle" geraten will."

Nachhaltig Stoffwechsel-Gesund

Die Stoffwechsel gesunde Lebensweise ist aus meiner Sicht die wirksamste und nachhaltigste Art, Körper und Geist auf einem bestmöglichen, gesundheitlichen Niveau zu halten. Uns mit allen nötigen Nährstoffen zu versorgen und achtsame Fürsorge angedeihen zu lassen, damit unser Körper die beste Chance bekommt, sich selbst zu regenerieren und leistungsstark zu werden und zu bleiben.

> In meiner Erfahrung hat sich eine 4–6-monatige Periode strikter ketogener Ernährung mit einem 1–2-monatigen Wechsel in die Low Carb Variante bewährt.

Was den Stoffwechsel wieder auf Kurs bringt, ist eine frische, ganzheitliche und saisonale Mischkost im niedrigen Kohlenhydrate Spektrum. Sie gibt zurück, was wir unserem Körper über Jahre und Jahrzehnte vorenthalten haben und was letztlich zu Mangelerscheinungen und Krankheiten führen kann. Unsere Körper sind wahre Meisterwerke der Schöpfung und mit einem höheren Grad an Intelligenz ausgestattet. Wir stehen heute noch immer am Beginn der Erforschung, wie das Körpersystem in seiner Ganzheit funktioniert.

Die Zelle ist vollkommen vernetzt und steht in Kommunikation mit allen anderen. Wenn wir uns vorstellen, dass jede Einzelne einem individuellen Lebewesen entspricht, dann fällt die Schlussfolgerung leichter, dass wir alle Lebensprozesse ganzheitlich betrachten müssen. Es ist wenig sinnvoll, für jeden Körperteil und jedes Organ einen eigenen Spezialisten zu bemühen. Das funktioniert in einer Autowerkstatt, nicht bei Lebewesen. Wo beginnt „die Zuständigkeit" und wo endet sie in Erkrankungsfällen? Wie ist dem Kranken geholfen, wenn ein solches „Stückwerk" vollzogen wird? Allein die Krankheiten des Stoffwechsels erfassen alle Bereiche des Körpers gleichzeitig.

> Medikamente und Operationen verändern oft nichts am Ursprung.
>
> Sie überdecken und erleichtern Symptome.

Anders ist es, wenn wir an der Ursache durch die Veränderungen des eigenen Verhaltens arbeiten, damit die Zellen die Zeit und Voraussetzungen zur Selbstreparatur bekommen.

So ist nicht Insulin, sondern eine ansteigende Kohlenhydrate Unverträglichkeit in erster Linie die Ursache für die Entstehung des Diabetes. Und eine Unverträglichkeit auf Kohlenhydrate entsteht meist durch chronisch unausgeglichenes Essverhalten.

Daraus dürfen wir respektvoll ableiten, dass jede Krankheit, die unser Körper entwickelt, ein „Notprogramm" ist, welches ihn dennoch „funktionieren" lässt, bis entweder Besserung/Heilung möglich wird oder nicht und der Weg in den Kollaps oder gar zum Tod führt.

Wir allein tragen die Verantwortung dafür, dass unser Körper den Weg zur Selbstheilung findet und die Regeneration ermöglicht.

Wenn wir ein Lipödem entwickeln, dann hat dies - ebenso wie Diabetes- eine lange und sich aufbauende Vorgeschichte.

> Unser Körper „kompensiert" bis es nicht mehr geht und Systeme oder Organe erkranken.

Mit dem Erlernen und dem schrittweisen Umsetzen einer bewussteren und ganzheitlich natürlicheren Lebensweise in Bezug auf Ernährung und Alltagsroutinen signalisieren wir unserem Körper, dass wir Selbstverantwortung übernehmen, und ihn ab sofort in seiner Selbstheilung unterstützen.

Die Verantwortung praktizieren wir in einer positiven Lebensweise, so dass sie uns zu einem Grundbedürfnis wird. Nur dann wird es gelingen, dass unser Körper zurück in die Kraft findet und sich die Symptome langsam zurückbilden. Natürlich startet Jeder dabei an seinem individuellen Ausgangspunkt, je nach Grad der eigenen Verfassung und einer eventueller Vorschädigung. Daher muss Jeder diesen Weg auch in seiner eigenen Geschwindigkeit gehen aber der rote Faden der Stoffwechselgesundheit und ihrer Heilung kann für Jeden ein nützlicher Kompass sein.

Ein Mensch, der sich nicht „fordert", braucht kaum Energie. Eine Person, die sich nie überwindet, bleibt passiv und „beginnt zu rosten". Nur, wenn wir immer wieder unsere körperlichen Grenzen ein Stückchen weiter stecken, kann sich die Gesundheit auf ein neues Niveau heben lassen, wir halten unser „System" aktive und können damit Lebensqualität zurückgewinnen.

Bevor dein Weg in die verbesserte Stoffwechselgesundheit beginnt, hier ein Rat:

> Gib dir ab sofort die wichtigste Priorität im Alltag und lebe echte Selbstfürsorge. Sie wird die solideste Basis für die Gestaltung deines künftigen Lebensweges sein.

Kapitel 20 Mein Weg - durch Selbstfürsorge höhere Selbstachtung, Kongruenz und wachsendes Lebensglück erfahren.

Jeder Mensch ist vielen verschiedenen Informationen, Konzepten, Meinungen und Thesen darüber ausgesetzt, was gesund ist und wie es „richtig sein soll". Wir ertrinken in den Fluten von Tipps und Ratschlägen, aber es ist schwer dabei das Wichtige für uns selbst herausfiltern. Was bedeutet Wahrheit? Woran vermag ich mich zu orientieren, wenn es darum geht herauszufinden, was stimmig ist und den eigenen Lebensweg unterstützt?

Was mich früh an prägte

Ich war schon seit meiner Jugend an gesundheitlichen Themen der Naturheilkunde und der traditionellen Lebensweise interessiert. Dazu kam, dass ich in einem kinderreichen- aber finanziell armen Elternhaus aufwuchs und von meiner Mutter Wichtiges über das Sammeln von Beeren und Pilzen aus der Natur lernte. Dies geschah mit der Überzeugung, dass es notwendig ist, Vorräte für den Winter anzulegen, indem es eingekocht und bevorratet wurde. Wir hatten einen Garten, bauten das Gemüse und Obst an, meine Mutter konservierte, trocknete und fermentierte, was sich aus der familären kleinen Selbstversorgung erwirtschaften ließ. Unser Nachbar hielt Kaninchen in einem Schuppen, die er selbst schlachtete, und wir tauschten mit ihm Gemüse gegen Kaninchenfleisch.

Diese Art des Selbsterhalts prägte mich in gewisser Richtung.

Im Laufe meines Lebens bin ich vielen verschiedenen Konzepten gefolgt: Lebenskonzepten, Ernährungskonzepten, Denkkonzepten. Ich war verwirrt und kannte mich selbst nicht. Hatte keine Idee, wie ich leben sollte, mich kleiden oder ernähren. Wonach sollte ich streben? Mein Leben lang probierte ich, lebte hier und dort. Doch erst auf meinem Weg aus dem Lipödem heraus wurde mir bewusst, was ich leben und wie ich mich verwirklichen will. Wie kam es zu dieser Wandlung?

Ich habe das erste Mal etwas in meinem Innern geändert anstelle im Außen! Meine Körperenergie veränderte sich. Ich fühlte immense Energie und mentale Stärke, wie seit Jahrzehnten nicht mehr.

> Diese Kraft kam von den Ketonen und der Adaption des Stoffwechsels und Gehirns an diese Energieressource! Wie lange ich zuvor von Insulinresistenz betroffen war, vermag ich nicht mehr genau zu sagen. Aber diese neue Körper-Energie war für mein Gehirn ein mentales Erwachen! Und alles, was ich in den zehn Jahren davor gelebt hatte, kam mir im Nachhinein wie ein Dornröschenschlaf vor.

Teneriffa – meine Insel der Heilung

Die Zeit, in der ich die Keto Adaption vollzog und immer tiefer darin eintauchte, verbrachte ich auf der kanarischen Insel Teneriffa. Mich drängte es herausfinden, ob das Leben im subtropischen Klima und direkt am Meer meine Vorstellung von einem Wunschtraum erfüllt. Heute gebe ich zu: Wenn ich ohne die Keto Erfahrung auf der Insel gelebt hätte, ich wäre wohl geblieben!

Doch der Wechsel in die gesunde Form der ketogenen Ernährung veränderte mich auf tieferer Ebene, welche ich zuvor nicht ernsthaft anschaute. Wir haben ein aufregendes aber auch recht unstetes Leben geführt, Familie, Kinder und die Arbeit. Wir haben unsere Zelte in Deutschland, der Schweiz, in der Türkei und Spanien und schließlich in Österreich aufgeschlagen. Vieles hat sich im Außen abgespielt, für mehr war oft nur wenig Zeit.

Auf der spanischen Kanareninsel Teneriffa hat sich vieles verändert. Wir mussten Istanbul aufgrund der damaligen Situation recht kurzfristig verlassen und suchten einen Ort, an dem die Kinder ihre internationale Schule beenden konnten. Teneriffa bot hier eine gute Alternative. Und ich kam nach den Aufregungen in der Türkei innerlich zur Ruhe und erkannte, dass diese veränderte Lebenssituation mir auch eine Möglichkeit bot, mich um mich selbst zu kümmern, die Einstellung, die Ernährung und einige Routinen so zu verändern, dass ich den bestmöglichen, ganzheitlichen Erfolg daraus ziehen könnte.

Damit meine ich körperlich, geistig und mental! Ich habe mich entschieden, diese Möglichkeit zu nutzen.

In den darauffolgenden drei Jahren stellte ich auf die gesunde ketogene Ernährung um und habe dies bislang nicht einen einzigen Tag bereut.

Mit dieser Power gelangen mir mit Leichtigkeit einige Sport- und Bewegungsroutinen. Ich erkundete in weitläufigen Bergwanderungen die Berge und Wälder, schwamm regelmäßig im Meer und kletterte fast täglich die Steilküste vor unserem Haus hinunter und wieder hinauf- ein gutes einstündiges Workout! Das verhalf mir zu gesteigerter Kondition, zu einer besseren Durchblutung, zu erweiterter geistiger Fitness, zu Muskelwachstum und zu intensiver Fettverbrennung!

> Ich hatte mit dieser Strategie einen Riesenerfolg!! Nach einem Jahr auf der Insel war vom Lipödem nichts Sichtbares mehr übrig! Du findest darüber alles in meinem Buch „(M)ein gesunder Weg aus dem Lipödem".

Die Funktionsweisen des Stoffwechsels zu erlernen, zu recherchieren, mich weiterzubilden und dabei mentale Energie zu erzeugen waren die besten Voraussetzungen, um diesem Weg zu folgen, und immer tiefer in die Materie einzutauchen. Nebenbei erkannte ich mehr über mich selbst und entwickelte ein feineres Gespür für alles, was mir wichtig wurde.

Ich wünschte mir immer öfter Kongruenz zu erzeugen, um mich besser zu fühlen- voller Selbstannahme- mit mir im Reinen zu sein.

> An diesem Anspruch maß ich ebenso die kleineren Entscheidungen in meinem Leben, denn ich erkannte, dass sie in Summe die großen Veränderungen ausmachten. Im Einklang mit dem inneren Kompass zu wählen und dazu zu stehen, erscheint mir die wahre Quelle des Lebensglücks zu sein. Ein glücklicher Mensch, der in Kongruenz lebt, erfreut sich überdurchschnittlich oft einer solideren Gesundheit.

In der Praxis sah es für mich so aus und es erwies sich zunehmend schwierig meinen inneren Kompass mit den Möglichkeiten auf der Insel zu vereinbaren.

Ich wünschte mir frisches, unbehandeltes Blattgrün zu essen- zu jeder Zeit im Jahr.

Auf den Kanaren war dies ein echtes Problem. Die Märkte quollen zwar über von frischem Obst und Gemüse-doch gab es nur wenig Biologisches und wenn, dann kaum genügend Blattgrün. In der gesunden Ernährung ist das Blattgrün neben dem Weidefleisch und dem frischen Meeresfisch aus Wildfang eines der wichtigsten Lebensmittel. Doch wenn ich mir täglich 500g grüne Salate aus gespritztem und künstlich hochgezogenem Gemüse zuführe, erhalte ich damit hohe Schwermetallbelastungen und andere Toxine im Körper. So lernte ich, selbst in subtropischem Klima zu gärtnern, soweit es unter den klimatischen Gegebenheiten eben ging. Eigener Kohl, Salate und Blattgrün von Fenchel, Lauch, Löwenzahn und Mangold, Küchenkräutern und Kressen schenkten mir die meiste Zeit des Jahres, was der Markt nicht darbot.

Ich wünschte, unbedingt bestes Weidefleisch zu essen.

Auch das erwies sich auf den Inseln als schwierig. Ich suchte auf den Märkten und hörte mich überall um, aber alle mit denen ich sprach, fütterten ihre Tiere auf die konventionelle Art: mit jeder Menge Getreide. Die meisten Einheimischen wollten ihre Hühner nicht freilaufen lassen und hielten sie in Ställen eingesperrt. Sie befürchteten, dass die Tiere ihnen die Gärten zerstören würden und fütterten auch sie sie mit billigem Getreide wie Mais und Weizen. Die Eier solcher Hühner sind leider nicht besser als die Eier aus der Massen Tierhaltung im Supermarkt. Ein ungünstiges Fettsäure Verhältnis, ohne Vitamin D und Omega 3 Fettsäuregehalt oder Vitamin A. Das ist in keiner Weise ein Vorwurf. Es herrscht ziemliche Armut unter der kanarischen Bevölkerung und die Möglichkeiten, hochwertiges Tierfutter zu verwenden und auch das Bewusstsein für solche Details in der Nahrung sind eher gering. Wegen ihres vulkanischen Ursprungs und auch ihrer Steilheit und Trockenheit wegen, hat Teneriffa auch kaum Weideflächen, die zum Grasen von Tieren hätten verwendet werden können. Indes, ich war auf der Suche nach qualitativ gutem Weidefleisch, weil dies eines der gesündesten und nährstoffintensivsten Lebensmittelquellen ist, und das war auf Teneriffa nur sehr schwer zu bekommen.

Ähnliches erlebte ich mit einem Ziegenbauern in der Nachbarschaft. Dieser Bauer war sehr fürsorglich mit seinen Tieren. Die Schlachtung der Tiere erfolgte auf einem kleinen Stück Auslauf, ohne Stress und so wie ich es empfand, respekt- und würdevoll. Dieser Bauer hat seine Tiere zwar im Auslauf gehalten konnte aber aus genannten Gründen keine Weidehaltung betreiben. Er fütterte seine Ziegen mit konventionellem Kraftfutter auf Getreidebasis, damit sie ordentlich Milch gaben. Daraus fertigte er einen feinen Rohmilchkäse. Dennoch, weil die Lämmer und die Ziegenmütter keinen Weidegang bekamen, war es nicht die gewünschte Milch oder das beste Fleisch. Ziegenmilch gewinnt an Nährstoffen, sobald die Tiere Gras fressen und draußen in der Sonne laufen. Ohne Grünfutter und Wiesenkräuter ist der Anteil an gesunden Fettsäuren, an Mineralstoffen und Vitaminen geringer als bei Tieren, die auf Weideland laufen und sich ihr Futter selbst aussuchen.

Je mehr ich in die Themen rund um hohe Stoffwechselgesundheit eintauchte, um so mehr fühlte es sich nach einem Kompromiss an, den ich immer weniger akzeptierten wollte.

Ich wünschte mir frischen Fisch

Ja, die Inseln boten einige Vorteile, was das angeht, und ich fühlte mich mit dem großen Angebot an Frischfisch zu jeder Jahreszeit gut. Doch der Schein trog des Öfteren. Die Restaurants und die Frischetheken in den Supermärkten boten mehr Farmfisch und Farm-Meeresfrüchte und kaum wirklichen Wildfang. Wer sich etwas näher mit der Farmfischerei beschäftigt hat, weiß, dass Farmfisch eines der ungesündesten Lebensmittel ist, welches man sich vorstellen kann. Die Fische werden mit GMO-Futter gefüttert, mit Antibiotika überschüttet und leben in engen, unhygienischen Verhältnissen: keine natürliche Nahrung und ohne Bewegungsspielraum mit einem hohen Risiko für Krankheiten.

> Es ist mit frischem und gesundem Fisch genauso wie mit gutem Weidefleisch. Es ist nicht billig zu haben, denn natürlich ist es weniger aufwendig, Tiere in Farmen zu halten mit Fertig-Kraftfutter und vorsorglich allen möglichen Antibiotika zu mästen, als diese in ihrem natürlichen Lebensraum aufwachsen zu lassen.

„Der Preis macht die Musik." Dieses Argument wiegt schwer in der heutigen Zeit, umso mehr, je größer die Sorgen in anderen Bereichen des täglichen Lebens werden, zum Beispiel bei den Heiz- und Stromkosten. Das betraf und betrifft auch Teneriffa. Die Kanaren sind ein sehr beliebtes Urlaubsziel und auch unter europäischen Rentnern sind die Inseln sehr beliebt. Viel Geld wollen aber weder die Touristen noch die Rentner ausgeben, denn auch in Europa wird der Euro nochmal umgedreht, bevor er ausgegeben wird. „All Inklusive" für einen kleinen Preis buchen und keine Ausgaben mehr auf der Insel haben, diese Strategie der großen Hotels setzt sich immer mehr durch. Die Inseln leben aber vom Tourismus- ebenso die Restaurants und Geschäfte. Also heißt es auch hier, preiswert vor Qualität. Fleisch kommt von Großbetrieben vom Festland, Fisch kommt aus der Zucht.

Erfreulicherweise gibt es Orte, man muss sie aber suchen und dort kann man quasi auf das kleine Fischerboot warten oder sich ein echt kanarisches Fischgericht vor Ort zubereiten lassen. Das geht aber schlecht für den Alltag und wie gesagt, mit gutem Weidefleisch war es noch komplizierter.

Man kann davon ausgehen, dass auch in deutschen oder österreichischen Supermärkten eine ähnliche Situation herrscht, denn leider wird meist zuerst am falschen Ende, an der gesunden und ausgewogenen Ernährung gespart. Aber hier gibt es deutlich mehr lokale Alternativen oder auch die Möglichkeit online Nahrungsergänzungen zu beziehen. Auch diese Option war auf den Kanaren wegen ihres Sonderstatus deutlich eingeschränkt.

Kurzum, mir wurde es damit immer ungemütlicher und mein inneres Unbehagen wuchs. Vor einigen Jahren wäre ich nicht so „penibel" gewesen, ich hätte über diese Umstände hinweggesehen aber…der innere Kompass hatte sich gedreht. Meine Werte, das Selbstwertgefühl, die Selbstfürsorge sind gewachsen und …mit ihnen der Anspruch nach steigender Kongruenz, mit mir und meinen Zielen in Übereinstimmung zu leben.

> Wo mich früher Kritik zurück- oder aufgehalten hat, gehe ich heute meinen Weg weiter. Es wird mir zunehmend bewusst, dass es am wichtigsten ist, sich mit sich selbst wohlzufühlen. Ein Vorbild zu sein und ein Mensch, an dem sich andere in ähnlicher Stoffwechselsituation orientieren. Der tiefere Sinn hinter meinem Wunsch zur Kongruenz ist die Sehnsucht nach Ganzheitlichkeit und innerer, höherer Ordnung im Leben.

Es war für mich ein schwieriges Thema, echte Verbindungen zu Menschen auf den Kanaren aufzubauen, zu Menschen, mit denen ich über all das hätte reden können. Sehr viele Menschen auf den Inseln sind aus Deutschland oder Großbritannien eingewandert, um hier ihren Lebensabend zu verbringen. Es sind Rentner und von ihnen haben viele diesen Standort gewählt, weil sie bei frühlingshaften Temperaturen ihre altersbedingten Zipperlein weniger spüren. Sie müssen sich in der Wärme nicht so viel bewegen, können das ganze Jahr Früchte ernten, finden überall günstige Restaurants, haben billige Lebensmittel auf den Wochenmärkten und können sich oft mit Freunden zum Kaffee treffen. Sie sind zufrieden mit ihrem Inselleben und genießen den Lebensabend mit dem, was ihnen der Körper und der Alltag erlaubt. Natürlich habe ich viele nette Leute kennen gelernt, aber ich habe da so eine gewisse Stimme in mir gespürt, dass ich für diese Insel noch zu jung bin.

Ich war neu „erwacht" und fühlte summende Kräfte in mir. Jeden Tag beflügelte mich die Idee mehr, meine gesundheitlich wohltuenden Erfahrungen mit anderen Menschen zu teilen und es drängte mich, ein Buch zu schreiben und mit Gleichgesinnten zu arbeiten. Inzwischen war mir auch klar, dass ich die Insel verlassen würde. In diesen drei Jahren meiner Keto Zeit und dem Aufbau eines eigenen Geschäfts (online Training) buchte ich hochwertige Kurse und Coachings, um mich mental immer besser auf das vorzubereiten, was mein Bauchgefühl mir vorgab:

Gehe hinaus und teile deinen Weg – die Schwierigkeiten und die Erfolge - mit den Menschen draußen und mit der Welt.

In der Arbeit mit den Teilnehmerinnen meiner online Kurse wurde mir klarer, warum es mich wieder von der Insel wegzog: Ich wünschte mir, an einem Ort zu leben mit der besten Kongruenz.

Ich wollte wieder zurück in mein „Feld", nicht mehr den klimatischen Herausforderungen eines halbjährigen Winters ausweichen, sondern diese als willkommene Herausforderung annehmen.

Meine Kraft und Energie waren wiederhergestellt. Ich würde Kräuter sammeln und frisches Wild und Weidefleisch essen. Es sollte eigene Hühner geben und beste Eier daraus, ich würde die Jahreszeiten- die mir in den Genen liegen- wieder erleben und lieben. Ich würde im Frühjahr Bärlauch und im Herbst Pilze genießen, Weidetiere halten und Holz zu hacken, in der Sauna zu schwitzen und das Weidegras selbst zu hauen.

Ja, ich wünschte mir all das tief in meinem Innersten schon immer, doch früher fühlte ich mich mit vier Kindern und dem unsteten Lebenswandel gesundheitlich nicht robust, nicht stark genug mir vorzustellen, dies für den Rest meines Daseins zu leben und es gleichzeitig zu genießen. Ich liebe das Meer und die leuchtende Blütenpracht, welche auf der Insel allezeit erblüht, und ich bin zutiefst dankbar für die Möglichkeit, auf diesem herrlichen Flecken Erde für einige Jahre gelebt zu haben. Teneriffa ist der Ort, an dem ich „gesund" wurde und die Insel, auf der meine Selbstständigkeit ihren Anfang nahm. Mit vielen tiefgreifenden und positiven Erfahrungen wird sie mir immer in bester Erinnerung bleiben.

Es ergab sich, dass an dem Tag, an dem der jüngste Sohn nach Schottland zum Studium übersiedelte, mein Partner und ich die Schlüssel zu unserer Finca abgaben und zusammen die zweitägige Reise zu unserem Bauern-Hof im Südburgenland Österreichs antraten. Ein neuer Lebensabschnitt, ein neues Kapitel in meinem Leben. Ein großer Schritt in Richtung meiner Träume, zu mehr Erdung und Kongruenz mit mir und meinen Zielen.

Das Leben auf dem Lande im „gesunden Stoffwechsel-Lifestyle" - Ein anderer Biorhythmus- ein differenziertes Klima

Viele massive Eindrücke stürmten auf mich ein und sie weckten in mir Erinnerungen und Emotionen, die ich schon fast vergessen hatte: die kühle Herbstluft und die Nebelschwaden am Morgen, wenn ich vor das Haus trete. Die kalte Note – die sogenannte Morgenfrische ist belebend.

Ich fühlte mich in die Zeit versetzt, die dreizehn Jahre zurück lag, bevor wir Mitteleuropa verließen, um weiter südöstlich an den Bosporus nach Istanbul zu ziehen.

Heute spüre ich, wie ich diesen inneren Morgengruß vermisst hatte und genieße es, am Morgen einige Minuten draußen zu sein. Ich lasse diese Kühle auf meinen Körper wirken und begrüße die ersten Strahlen der aufgehenden Sonne. Das ist fantastisch.

Hier auf dem Hof beginnt der Tag zeitig zwischen 5.30 und 6.30 Uhr. Ich merke, wie mein Körper dazu bereit ist, jedem einzelnen Tag maximal zu nutzen. Abends spüre ich dann schnell die Müdigkeit, sobald es draußen dunkel wird.

Es ist die Anpassung an einen anderen, natürlichen Biorhythmus. Dieser Rhythmus lässt mich hier auf unserem Hof in Österreich am Morgen buchstäblich mit den Hühnern" aufstehen und abends wieder ins Bett steigen. Und was soll ich sagen: Es fühlt sich stimmig an. Mein OURA-Ring, der meine Schlafqualität misst, ist gleichfalls zufrieden mit mir.

Wieder mehr nach dem Biorhythmus leben

In den Trainingskursen besprechen wir oft die Themen der kleinen, aber nachhaltigen Veränderungen für eine verbesserte Selbstfürsorge. Einige von den TeilnehmerInnen arbeiten mit über 40 Jahren immer noch in einem kräftezehrenden Schichtsystem. Andere haben die Chance, einem gesünderen Rhythmus zu folgen, aber sie passen sich lieber dem Tagesrhythmus ihrer Partner an und steigen erst nach Mitternacht ins Bett, da sie morgens „ausschlafen" können. Andere haben große Probleme, überhaupt einzuschlafen, vermögen nur selten durchzuschlafen, weil sie gestresst sind oder sie bzw. der Partner schnarcht.

An diesem Punkt kann es für jeden Einzelnen viele kleine Optimierungen geben, die am Ende einen großen Fortschritt in Sachen Selbstfürsorge und ganzheitlicher Gesundheit ergeben werden.

Ungern denke ich an die Zeiten zurück, in denen wir 7 Jahre lang keine einzige Nacht durchschlafen konnten, weil immer irgendwo in der Nähe eine Moschee war. Die Rufe zu den Gebeten wurden über Lautsprecher in die Städte und Ortschaften hinausgetragen. Diese Gesänge drangen durch jede Wand, Jalousie und alle Fenster.

Ich habe die Erkenntnis gewonnen, dass ich mich damals stärker um einen gesünderen Schlaf hätte kümmern müssen. Heute ist mir bewusst, dass jene jahrelange Beeinträchtigung der Schlafqualität zu einer Verschlechterung der Insulinsensibilität, zur Herabsetzung der kognitiven Fähigkeiten, zu Gewichtszunahme und zu meinem Prädiabetes beigetragen haben.

> Solche oder ähnliche „blinde Flecken" im eigenen Alltag wahr zu nehmen und konsequent zu optimieren, das meine ich, wenn ich vom Aufbau eines gesunden Lifestyles spreche.

Auch dafür habe ich mein Stoffwechsel-Trainings-Programm erstellt. Die Teilnehmerinnen lernen, wie sie sich mental auf die Veränderungen in ihrem Leben vorbereiten. Sie erfahren, wie sie sich täglich neu motivieren, wie sie den Einstieg in eine gesündere Lebensweise praktisch angehen und, dass sie gemeinsam in der Gruppe mehr Spaß und Erfolge bei der Umsetzung erreichen.

Gerade erst postete eine Teilnehmerin aus meinem aktuellen Kurs etwas, was mir zeigt, wie die Botschaft und Zielsetzung des Trainings bei den Leuten ankommen.

„Mir wird immer mehr bewusst, wie sehr ich meinen Körper in all den Jahren vernachlässigt habe, wie sehr ich das Lipödem und die optischen Begleiterscheinungen verdrängt habe und mein Leben danach ausgerichtet habe. Kopfschüttelnd stehe ich manchmal vor dem Spiegel und denke:" Wo hast du nur hingesehen? "Jetzt, wo ich bereits einige Kilo über Bord werfen konnte, und meine Mitmenschen dies lobend bemerken......wird mir klar, dass die Keto ein Weg ist, der noch von vielen Maßnahmen begleitet werden muss, um ans Ziel zu kommen.

Ich bin bereit, diese Selbstfürsorge in Eigenverantwortung zu übernehmen und erkenne, dass ich mich glücklich schätzen kann, diesen Weg gefunden zu haben und alles daransetzen werde, mir in liebevoller Selbstfürsorge die Zeit dafür zu nehmen und einzuteilen und wieder Freude und Leichtigkeit in mein Leben lassen werde. Darum, liebe Frauen, machen wir das Allerbeste aus der großen und jeweils eigenen Chance…, dass wir trotz Fehlern, die wir vielleicht manchmal machen, dranbleiben und jeden Tag danach streben dürfen, es besser zu machen und das große Ziel nicht mehr aus den Augen zu lassen…"

Auf dem Lande mit den Tieren und Pflanzen, die uns zur Nahrung dienen - Meine Überzeugung von Ethik.

Zu unserem Hof gehören fast sechs Hektar Wiese und etwas Wald, viele Obstbäume und eine Wasserquelle. Seitdem ich dem Weg der Stoffwechselgesundheit folge und auch anderen Menschen zeige, wie ich erfolgreich aus meinem Lipödem, aus Insulinresistenz und Energienot herausgekommen bin, verstehe ich viel besser, was es heißt, ein natürlicher Teil dieses Ökosystems zu sein, es zu bewirtschaften und mit ihm und nicht nur auf ihm zu leben.

Wiesen sind ein wertvolles Gut unserer Kulturlandschaft. Auf ihnen leben viele Tiere, wie der Hase, die Kaninchen, der Hamster, Schlangen und Vögel-Bodenbrüter, Fasane, Rehe und Hirsche. Auf Wiesen wachsen die meisten Arten von Blumen und Kräutern, sie sind das Heim unzähliger Insekten und wichtig für Bienen. Wusstest du, dass Rehe und Hirsche keine wirklichen Wald- sondern eher Freiland Bewohner sind? Sie haben sich nur aufgrund der konstanten Bejagung und der Umwandlung von Wiesen in Ackerland immer mehr in die Wälder zurückgezogen.

Doch Wiesen bleiben nicht bestehen, wenn man sie nicht schützt. Den besten kontinuierlichen Schutz bilden die Weidetiere. Eine Herde Ziegen oder Schafe, einige Gänse oder Kühe sorgen dafür, dass sie nicht wieder verbuschen und der Wald die Flächen zurückerobert. Ja, der Wald ist ebenso ein kostbares Gut. Alles hat seinen Platz und will erhalten bleiben.

Dies zu sehen, zu erleben und in Eigenregie zu unterstützen-das erkenne ich heute- ist die natürliche, ganzheitliche Verbindung zwischen meinem Lebensstil und der Pflege der mir anvertrauten Biotope und das entspricht einem Urbedürfnis.

Weidetiere schützen die Biodiversität unserer Landschaften und den Artenreichtum. Sie geben den Wiesen Nährstoffe zurück, die sie ihnen entnommen haben und bilden somit natürliche Kreisläufe. Deshalb sehe ich darin keinen ethischen Konflikt, diese Weidetiere zu essen. Moderne Untersuchungen belegen, dass dieses Fleisch das wertvollste Lebensmittel in Bezug auf Nährstoffintensität ist. Viele Argumentationen sind für mich deshalb nicht nachvollziehbar, die behaupten, es sei schädlich für die Natur, ein achtsamer Fleischkonsument zu sein.

Ich bin mir vollkommen bewusst, dass Massentierhaltung einen kollektiven Schmerz erzeugt, der uns allen - Menschen und Tieren - schadet. Diese Tiere sehen nie das Sonnenlicht, sie fressen keine natürliche Nahrung, sie sind kaum in der Lage sich zu bewegen und können keinerlei soziale Bindungen aufbauen. Sie leiden in jeder Hinsicht. Für unseren billigen Fleischmassenkonsum werden leider die Belange der Tiere hintangestellt. Doch auch, wer kein Fleisch isst, sondern sich rein vegan ernährt, ist nicht automatisch auf der „umweltschonenden" Seite.

Fast alle veganen Nahrungsmittel aus der Lebensmittelindustrie bestehen aus den Grundnahrungsmitteln: Mais, Weizen, Reis, Kartoffeln und Soja! All diese Lebensmittel werden in großen Monokulturen und oft auf genmanipulierter Basis hergestellt. Dort, wo sich die riesigen Äcker der industriellen Landwirtschaft befinden, existierten früher intakte Ökosysteme mit einem großen Artenreichtum an Pflanzen und Tieren im natürlichen Verbund. Auf den Flächen darf heute nur jeweils eine einzige Pflanzenart wachsen und das, was das Wachstum behindert oder einschränkt, wird abgetötet, weggespritzt. Aus diesem Grund sind die Insekten, die Bodenlebewesen und die Bienen und Vögel so weit zurückgegangen. Deshalb stehen heute so viele Arten auf der roten Liste: ihnen wurde der natürliche Lebensraum genommen.

Ja, es wird auch ein großer Teil des Anbaus in Futterpellets für die Massentierhaltung umgewandelt. Dies alles ist problematisch, aber es betrifft jeden von uns, und es bringt absolut nichts, mit Fingern auf diejenigen zu zeigen, die tierische Produkte aus der industriellen Fleischindustrie konsumieren.

Fast alle Lebensmittel aus den Supermärkten haben ihre Basis in dieser umweltzerstörenden Massenproduktion der industriellen Agrarwirtschaft. Die Getreideprodukte, veganen Käse und Würste, Tofu, Sojamilch, Frühstücksflocken, Vollkornriegel, Chips, vegane Proteinpulver, Pflanzenöle, Fertiglebensmittel aller Art, Stärkepulver, Nudeln, Mehle, Backmischungen, Eier aus normaler Bodenhaltung, Milchprodukte aus konventioneller Tierhaltung, Farmfisch, Farm-Seafood, Reis, Reisprodukte, Mais, Maisprodukte-Mehle, Polenta, Popcorn, die Liste ist endlos...

Allein was das betrifft, sollte niemand, der sich auf der Basis dieser Nahrungsmittel ernährt, jene verurteilen, die sich ebenfalls mit Fleischprodukten aus diesen Supermärkten versorgen. Das wäre scheinheilig und unehrlich.

> Die Ethik ist verloren, wenn wir nicht, sooft es uns möglich ist- eine bessere, ganzheitlichere Wahl unserer Lebensmittel treffen – egal, welche Form der Ernährungsweise bevorzugt wird.

Die Kongruenz wächst damit, dass ich mir Gedanken mache und einige Recherchen anstelle, um herauszufinden, wo es lokale Kleinbauern-Landwirtschaften, einen Ziegen- oder Schafhof, einen Hühnerhof in der Umgebung gibt, den ich unterstützen könnte, wenn ich künftig eher bei ihnen einkaufe. Es ist eine gute Idee, dort einmal vorbeizuschauen und mit den Betreibern ins Gespräch zu kommen, um die Anbauweise oder die Art der Tierhaltung besser beurteilen zu können.

> Arbeitet der Lebensmittel Hersteller im Sinne der Ganzheitlichkeit?
>
> Gibt es eine Fruchtfolge oder sogar Dreifelderwirtschaft?
>
> Werden Tiere artgerecht gehalten und gefüttert?
>
> Wird auf eine ökologische Anbau Art geachtet und auf Gifte verzichtet?

Jedes Interesse des Kunden erzeugt bei den Herstellern ein gewisses Umdenken und motiviert immer mehr, sich für die nachhaltige Landwirtschaft im kleineren Stil mit wachsender Diversität zu entscheiden. Solange der Verbraucher lieber anonym die sauber in Plastik verpackten Waren aus dem Supermarkt nimmt und sich wenig Gedanken darüber macht, wo die Lebensmittel denn herkommen, bekommen die kleinen Privathöfe keine wirksame Unterstützung.

Wir Verbraucher tragen eine enorme Verantwortung - egal, ob die Ernährungsform vegan, vegetarisch, Low Carb, ketogen oder Karnivore genannt wird. Ich versuche, meinen Teil hierzu beizutragen und vermittle in meinen Kursen Mittel und Wege, gesunde Lebensmittel direkt vom Erzeuger zu beziehen sowie ein Netzwerk solcher lokalen Betriebe zu unterstützen und zugänglich zu machen.

Für mich war es deshalb nur eine Frage der Zeit, dass ich selbst wieder zurück aufs Land ging, um mir eigene Lebensmittel anzubauen- und um Tiere halten zu können.

Essbare Grünpflanzen und Blattgrün

Es lässt sich darüber streiten, ob und in welchem Maße reichlich grünes Blattgemüse für den erfolgreichen Weg aus dem Lipödem in die Stoffwechselgesundheit erforderlich ist. Meiner Erfahrung nach ist es ein wichtiger Grundpfeiler, auf denen nachhaltige und ganzheitliche Gesundheit aufgebaut ist.

Dass ich zurück aufs Land gegangen bin, war nicht zuletzt dem Wunsch geschuldet, dass ich hier endlich so viel und ökologisch „sauberes", grünes Gemüse, Blattsalate und essbares Wildgrün anbauen bzw. sammeln kann, wie ich will. Für mich ist dies eines der ersten und wichtigsten Kriterien, wenn man erfolgreich Lipödem, Fettleibigkeit oder metabolisches Syndrom bekämpfen möchte und gleichzeitig die Gesundheit auf ein höheres Niveau heben will. Das ist auch eine Erfahrung aus den Trainingskursen. Den besten und nachhaltigsten Erfolg hatten durchweg jene Frauen, die die empfohlenen Mengen täglichen Grüns auch wirklich zu konsumieren.

Das Sicherstellen dieser entscheidenden Komponente für die eigene Gesundheit war mir äußerst wichtig und ist ein weiteres Zeichen gelebter Selbstfürsorge. Ein aktives Leben, angefüllt mit körperlichen und geistigen Anstrengungen, die Herausforderungen der sich ändernden Jahreszeiten, gesunde und nahrhafte Lebensmittel von Pflanzen und Tieren in Harmonie mit dem uns umgebenden Land – all das möchte ich zum gesunden, ganzheitlichen Lifestyle zusammenfassen.

Er wird mich aktiv dabei unterstützen, meinen Stoffwechsel immer besser an die sich verändernden Gegebenheiten anzupassen und körperlich und geistig beweglich zu bleiben. Aktiv und vital ein hohes Alter zu erreichen, unabhängig zu sein und dabei Hilfreiches und Sinnvolles für andere Menschen zu bewirken, das ist ein erfüllendes Lebensziel.

> Mein Buch möchte motivieren, dich auf den Weg in die Selbstheilung deines Stoffwechsels zu machen. Aus eigener Kraft Stoffwechsel gesund zu werden, das ist der Titel des Buches und das ist das Programm und die Botschaft an dich.
>
> Denn hier liegt die Chance, eine langfristig wirksame Selbstregulierung von gesunder Körperchemie zusammen mit weiteren wichtigen Bausteinen einer gesunden und aktiven Lebensweise zu deinem Alltag, zu deinem Lifestyle zu machen.

Das alles geht weit über Fettabbau und Gewichtsreduktion hinaus. Er schenkt Zuversicht – das Wichtigste in Zeiten wie diesen.

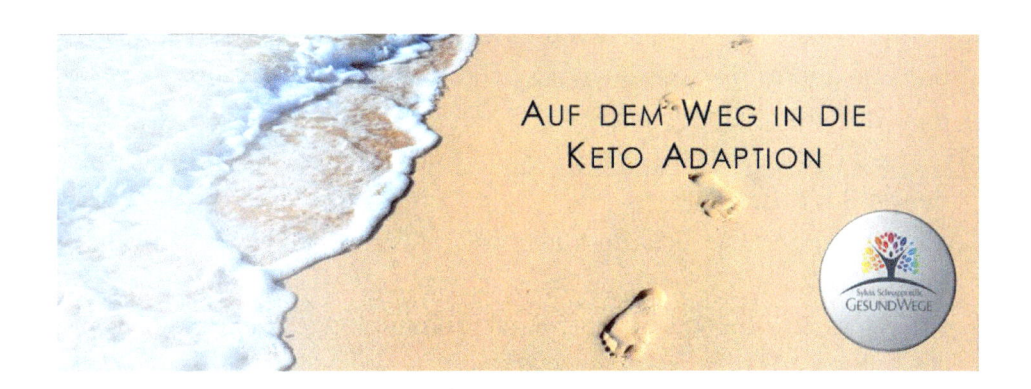

Quellenverzeichnis

(1) "Nature Wants Us to Be Fat "The Surprising Science Behind Why We Gain Weight and How We Can Prevent-and Reverse-ItRichard J. Johnson, MD, BenBella Books, 01.03.2022.

(2) "The Epidemiology of Uric Acid and Fructose" Young Hee Rho MD, Yanyan Zhu PhD, Hyon Choi, Md, PMC

(3) John C Newman, Division of Geriatrics, University oa California, 2012" ß-hydroxybuterate: much more than metabolite"

(4) Tadahiro Shimazu, Science, 2012 "Suppresion of Oxidative Stress by ß-Hydroxybuterate, an Endogenious Hisstone Deacetylase Inhibito"

(5) Dr. Chuck Ehrlich, E.Iker, K.L. Herbst " Lymphedema and Lipedema Nutrition Guide" 01.04.2016

(6) von Keith Woodford und Thomas Cowan "Devil in the Milk: Illness, Health and the Politics of A1 and A2 Milk" 2009

(7) "S Ho, K Woodford, S Kukuljan & S Pal" Comparative effects of A1 versus A2 beta-casein on gastrointestinal measures: a blinded randomised cross-over pilot study, EJCN 2014

(8) (https://www.researchgate.net/publication/263704369_Comparative_effects_of_A1_versus_A2_beta-casein_on_gastrointestinal_measures_A_blinded_randomised_cross-over_pilot_study)

(9) https://www.researchgate.net/publication/260993771_Dietary_A1_b_-casein_affects_gastrointestinal_transit_time_dipeptidyl_peptidase-4_activity_and_inflammatory_status_relative_to_A2_b_-casein_in_Wistar_rats)

(10) Free Radical Biol. Med., 2006"Induction of mitochondrial nitrative damage and cardiac dysfunctionby chronic provision of dietary omega 6 polyansaturated fatty acids

(11) Lara Costantini, Int J Mol Sci,2017," Impact of Omega-3 Fatty Acids on the Gut Microbiota"

(12) „Das System der Grundregulation"Dr. Alfred Pischinger, Narayana Verlag 2021

(13) Schütt, C., Bröker, B.: Grundwissen Immunologie. Spektrum, Heidelberg 2011

(14) Chuck Ehrlich YT „Eating to Starve Lymphedema & Lipedema - Chuck Ehrlich, MS, MBA - Patient Symposium 2019

(15) Stephan J. Guyenet, J Clin Endocrinol Metab. 2012. Regulation of Food Intake, Energy Balance, and Body Fat Mass: Implications for the Pathogenesis and Treatment of Obesity"

(16) *J Clin Invest. 2012 Jan 3; 122(1): 153–162.Obesity is associated with hypothalamic injury in rodents and humans.*

(17) "Sleep Restriction Enhances the Daily Rhythm of Circulating Levels of Endocannabinoid 2-Arachidonoylglycerol" Erin C. Hanlon, PhD, Sleep. 2016

(18) Sugar and Fat: Cravings and Aversions, Susan Yanovski, The Journal of Nutrition, Volume 133, Issue 3, March 2003, Pages 835S–837S

(19) Drug Seeking and Cravings: Addictions' Effect on the Brain's Reward System, mentalhelp.net

(20) Food and Nutrition "The craving Brain" Katie Fesler, February 11, 2014"

(21) Science Daily "Brain stimulation may reduce food cravings as obesity treatment" May 21, 2018, European Society of Endocrinology

(22) https://universityhealthnews.com/daily/depression/best-probiotics-for-mood-enhancing-the-gut-brain-connection-with-psychobiotics/

(23) S. Colette Daubner "Tyrosine Hydroxylase and Regulation of Dopamine Synthesis" PMC,2011

(24) Eric Jéquier, Ann N Y Acad Sci., 2002 "Leptin signaling, adiposity, and energy balance".

(25) A Golay 1, J Ybarra, Best Pract Res Clin Endocrinol Metab,2005," Link between obesity and type 2 diabetes"

(26) Qi-Shuai Zhuang, Meta-Analysis J Alzheimers Dis.,2021 "Associations Between Obesity and Alzheimer's Disease: Multiple Bioinformatic Analyses

(27) „The art of science of low carb performance" Volek, Phinney MD,

(28) Yehui Duan and more, Amino acids, 2016 "The role of leucine and its metabolites in protein and energy metabolism"

(29) T P White 1, K A Esser, Med Sci Sports Exerc.,1989, Satellite cell and growth factor involvement in skeletal muscle growth"

(30) Jerónimo Aragón-Vela, Biomed J.,2021" Differential inflammatory response of men and women subjected to an acute resistance exercise.
(31) K S Nair, Journal of Clin. Invest., 1988" Effect of beta-hydroxybutyrate on whole-body leucine kinetics and fractional mixed skeletal muscle protein synthesis in humans".
(32) Kenta Kimura, Biological Psycholog.,2007, "L-Theanine reduces psychological and physiological stress responses.
(33) D. Leanne Jones, Margaret T. Fuller" Handbook of Stem Cells" (Second Edition), 2013
(34) Susmita Kauschik, Jyotdeep Kaur, Clin Chim Acta 2003," Chronic cold exposure affects the antioxidant defense system in various rat tissues".
(35) Elena Zoico, Sci Rep., 2021, "Senolytic effects of quercetin in an in vitro model of pre-adipocytes and adipocytes induced senescence".
(36) Anna Lubkowska, Scand J Clin Lab Invest,2013, "Winter-swimming as a building-up body resistance factor inducing adaptive changes in the oxidant/antioxidant status".
(37) Anna Fenzl, Florian W. Kiefer, Horm Mol Biol Clin Investig,2014 "Brown adipose tissue and thermogenesis
(38) Richard Friebe: „Hormesis – Das Prinzip der Widerstandskraft" Hanser-Verlag, 2016
(39) Stephen J Genuis, ScientificWorldJournal,2012"Human elimination of phthalate compounds: blood, urine, and sweat (BUS) study.
(40) Paweł Sutkowy, Scand J Clin Lab Invest,2014 "The effect of a single Finnish sauna bath after aerobic exercise on the oxidative status in healthy men".
(41) K Kukkonen-Harjula, Eur J Appl Physiol Occup Physiol,1989, "Haemodynamic and hormonal responses to heat exposure in a Finnish sauna bath"
(42) Rhonda P Patrick, Exp. Gerontol.2021 "Sauna use as a lifestyle practice to extend healthspan".
(43) J Leppäluoto, P Huttunen, Acta Physiol Scand,1986" Endocrine effects of repeated sauna bathing

(44) Sven P Hoekstra, Exerc Immunol Rev., 2020 "Elevating body termperature to reduce low-grade inflammation: a welcome strategy for those unable to exercise?
(45) Gerhard H. Pollack PhD "The Fourth Phase of Water: Beyond Solid, Liquid, and Vapor" Ebner &Sons
(46) Pinar Avci MD, Semin Cutan Med Surg., 2013 "Low-level laser (light) therapy (LLLT) in skin: stimulating, healing, restoring".
(47) Shang-Ru Tsai PhD, J. Photochem. Photobiol. B., 2017 „Biological effects and medical applications of infrared radiation"
(48) Marcus K Giacci, J Vis Exp.,2015," Method for the assessment of effects of a range of wavelengths and intensities of red/near-infrared light therapy on oxidative stress in vitro"
(49) Ke Li, ZhengZhang, Randomized Controlled Trial Lasers Med Sci.,2017, "Efficacy and safety of far infrared radiation in lymphedema treatment: clinical evaluation and laboratory analysis.
(50) . Kanae Tashiro, Biochem Biophys Res Commun,2014," Age-related disruption of autophagy in dermal fibroblasts modulates extracellular matrix components".
(51) Hei Sung Kim, Int J Mol Sci.,2018, "Autophagy in Human Skin Fibroblasts: Impact of Age"
(52) John C Newman, Trends Endocrinol Metab,2014" Ketone bodies as signaling metabolites".
(53) E Proksch, Skin Pharmacol Physiol,2013," Oral intake of specific bioactive collagen peptides reduces skin wrinkles and increases dermal matrix synthesis
(54) Kyra Kauffmann und Sascha Kauffmann,2018" KPU/HPU häufige, aber verkannte Mitochondrienstörungen"
(55) Alessandra Misto, Cell Metab., 2019," Mast Cell-Derived Histamine Regulates Liver Ketogenesis via Oleoylethanolamide Signaling".
(56) Sujin Suk, Journal of food biochemistry, 2016" A Bioactive Constituent of Ginger, 6-Shogaol, Prevents Adipogenesis and Stimulates Lipolysis in 3T3-L1 Adipocytes".
(57) Ronald D R Hamidie, Br J Nutr,2021," Curcumin induces mitochondrial biogenesis by increasing cyclic AMP levels via phosphodiesterase 4A inhibition in skeletal muscle".

(58)   Jun Ho Lee, J Allergy Clin Immunol.,2008," Curcumin, a constituent of curry, suppresses IgE-mediated allergic response and mast cell activation at the level of Syk".

(59)   . Monica Colitti, Endocrinology & Metabolic Syndrome,2014," Rhodiola Rosea: From the Adaptogenic Role to the Anti-Adipogenic Effect?

(60)   https://www.healthline.com/health/calcium-oxalate-crystals

(61)   L. Keith und weitere, Elsevier, Medical Hypoth., 2021"Ketogenic diet as a potential intervention for lipedema"

(62)   Frederick F. Samaha MD, The NEngl. Journ. Of Med., 2003, "A Low-Carbohydrate as Compared with a Low-Fat Diet in Severe Obesity"

(63)   Bonnie J Brehm, J Clin Endocrinol Metab., 2003, „A randomized trial comparing a very low carbohydrate diet and a calorie-restricted low-fat diet on body weight and cardiovascular risk factors in healthy women7.

(64)   Susan Standring MBE, PhD, DSc, FKC, Hon FAS, Hon FRCS, in Gray's Anatomy, 2021" Glycocalyx"

(65)   https://www.sciencedirect.com/topics/neuroscience/glycocalyx

(66)   Dr. Gary Fettke, CrossFit, "Role of Nutrition in health, education, economics, politics, environment and belief"

(67)   Lisa Stehno-Bittel, Physical Therapie Journal, 2008, "Intricacies of Fat"

(68)   Jonathan Bailor und The Bailor Group, LLC "The Calorie Myth: How to Eat More, Exercise Less, Lose Weight, and Live Better".

(69)   Jessie Inchauspe "Glucose Revolution: The life-changing power of balancing your blood sugar"2021.

Printed in Great Britain
by Amazon